## Herausgeber

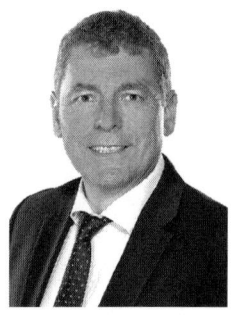

**Jürgen L. Müller**
Jürgen Müller, Facharzt für Neurologie sowie Psychiatrie und Psychotherapie, war nach Erwerb der Facharztqualifikation an den Universitätskliniken des Saarlandes an den Universitäten Bern, Regensburg und Göttingen tätig. Er ist seit 2010 Sprecher des Referats Forensische Psychiatrie der DGPPN, seit 2014 Vorsitzender des Zertifizierungsausschusses der DGPPN und seit 2019 Beisitzer im Vorstand der DGPPN.

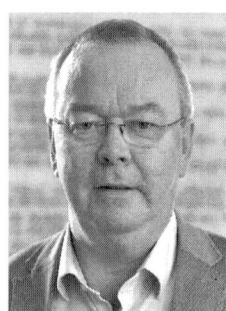

**Matthias Koller**
Matthias Koller ist Vorsitzender Richter am Landgericht Göttingen. Seit 1993 im Justizdienst. Richterliche Tätigkeit insbesondere in Straf- und Strafvollstreckungskammern, derzeit auch in einer Zivilkammer. Sachverständiger in parlamentarischen Anhörungen zum Maßregelrecht und zum Psychisch-Kranken-Hilfe-Recht. Von 2008 bis 2017 Mitglied des niedersächsischen Psychiatrieausschusses. Mitarbeit in Arbeitsgruppen der DGPPN.

Jürgen L. Müller,
Matthias Koller (Hrsg.)

# Reformansätze zur Unterbringung nach § 64 StGB

Der zweischneidige Erfolg der Unterbringung in einer Entziehungsanstalt

Verlag W. Kohlhammer

Dieses Werk einschließlich aller seiner Teile ist urheberrechtlich geschützt. Jede Verwendung außerhalb der engen Grenzen des Urheberrechts ist ohne Zustimmung des Verlags unzulässig und strafbar. Das gilt insbesondere für Vervielfältigungen, Übersetzungen und für die Einspeicherung und Verarbeitung in elektronischen Systemen.
Pharmakologische Daten verändern sich ständig. Verlag und Autoren tragen dafür Sorge, dass alle gemachten Angaben dem derzeitigen Wissensstand entsprechen. Eine Haftung hierfür kann jedoch nicht übernommen werden. Es empfiehlt sich, die Angaben anhand des Beipackzettels und der entsprechenden Fachinformationen zu überprüfen. Aufgrund der Auswahl häufig angewendeter Arzneimittel besteht kein Anspruch auf Vollständigkeit.
Die Wiedergabe von Warenbezeichnungen, Handelsnamen und sonstigen Kennzeichen berechtigt nicht zu der Annahme, dass diese frei benutzt werden dürfen. Vielmehr kann es sich auch dann um eingetragene Warenzeichen oder sonstige geschützte Kennzeichen handeln, wenn sie nicht eigens als solche gekennzeichnet sind.
Es konnten nicht alle Rechtsinhaber von Abbildungen ermittelt werden. Sollte dem Verlag gegenüber der Nachweis der Rechtsinhaberschaft geführt werden, wird das branchenübliche Honorar nachträglich gezahlt.
Dieses Werk enthält Hinweise/Links zu externen Websites Dritter, auf deren Inhalt der Verlag keinen Einfluss hat und die der Haftung der jeweiligen Seitenanbieter oder -betreiber unterliegen. Zum Zeitpunkt der Verlinkung wurden die externen Websites auf mögliche Rechtsverstöße überprüft und dabei keine Rechtsverletzung festgestellt. Ohne konkrete Hinweise auf eine solche Rechtsverletzung ist eine permanente inhaltliche Kontrolle der verlinkten Seiten nicht zumutbar. Sollten jedoch Rechtsverletzungen bekannt werden, werden die betroffenen externen Links soweit möglich unverzüglich entfernt.

1. Auflage 2020

Alle Rechte vorbehalten
© W. Kohlhammer GmbH, Stuttgart
Gesamtherstellung: W. Kohlhammer GmbH, Stuttgart

Print:
ISBN 978-3-17-035988-8

E-Book-Formate:
pdf: ISBN 978-3-17-035989-5
epub: ISBN 978-3-17-035990-1
mobi: ISBN 978-3-17-035991-8

# Geleitwort zur Reihe

Nach den Auswirkungen psychischer Erkrankungen oder besonderer psychischer Zustände und dem angemessenen Umgang damit wird immer wieder gefragt, wenn es zu Straftaten gekommen ist, eine mögliche Gefährdungslage eingeschätzt werden muss oder wenn sonst für das Zusammenleben relevante Fähigkeiten (z. B. Geschäftsfähigkeit, Einwilligungsfähigkeit etc.) einzuordnen sind. Gefragt wird zunehmend auch nach den Rahmenbedingungen, Möglichkeiten und Grenzen der psychiatrisch-psychotherapeutischen Intervention in diesen Fällen. Die Beantwortung dieser Fragen führt an die Schnittstelle von (Forensischer) Psychiatrie und Psychologie auf der einen Seite und Rechtswissenschaften sowie Rechtspraxis auf der anderen Seite. Je nach Fragestellung sind auch Kriminologie, Rechtsmedizin, Suchtmedizin und weitere Fachgebiete angesprochen.

Forensisch-psychiatrische Sachverhalte und Fragestellungen verlangen nach einem beständigen Dialog der beteiligten Fachdisziplinen. Die vorliegende Buchreihe nimmt diesen Dialog auf. Sie beschäftigt sich mit Konstellationen, die ebenso alltäglich wie ganz spezifisch sein können, denen aber gemeinsam ist, dass die von ihnen aufgeworfenen Fragen von einem Fachgebiet allein nicht differenziert beantwortet werden können. Dabei geht es um Konstellationen, die vielfach lebensentscheidende Auswirkungen auf ein individuelles Schicksal haben und die nicht selten auch ein erhebliches öffentliches Interesse auf sich ziehen und eine bedeutende Breitenwirksamkeit entfalten.

Ziel der Reihe ist es, aktuelle, praxisrelevante und kontroverse forensische Themen im interdisziplinären Schnittmengenbereich sowohl wissenschaftlich fundiert als auch für eine breitere fachlich interessierte Leserschaft gut verständlich zu behandeln. Die einzelnen Bände sollen dabei mehr Raum für eine differenzierte interdisziplinäre Aufarbeitung der angesprochenen Fragestellungen bieten, als dies in etablierten wissenschaftlichen Journalen oder in einem Kapitel eines größeren Lehrbuchs üblicherweise möglich ist. In geeigneten Fällen sollen sie auch den Blick über die Grenzen und auf Lösungswege ermöglichen, die unter anderen kulturellen, rechtlichen oder tatsächlichen Rahmenbedingungen gefunden worden sind. Gleichzeitig sollen sie nach Umfang und Art der Darstellung aber für ihre Leser gut »zu bewältigen« bleiben.

Im Idealfall können sich aus dem interdisziplinären Dialog neue wissenschaftliche wie praxisrelevante Impulse für die beteiligten Fächer ergeben und die Interdisziplinarität damit auch auf die Herkunftsfächer zurückwirken. Ein besonderes Anliegen ist es den Herausgebern, den Blick für die Vielschichtigkeit der forensisch-psychiatrischen Problemstellungen zu schärfen und die Diskussion gerade besonders öffentlichkeitswirksamer Sachverhalte zu versachlichen.

Jürgen L. Müller, Sabine Nowara, Margret Spaniol und Matthias Koller

# Autorinnen und Autoren

**Dörte Berthold, M.Sc. Psych.**
Maßregelvollzugszentrum Niedersachsen – Bad Rehburg
E-Mail: doerte.berthold@mrvzn-badrehburg.niedersachsen.de

**Adelheid Bezzel, Dr. phil.**
Institut für Qualitätsmanagement des Maßregelvollzugs in Bayern (IFQM)
Medizinische Einrichtungen des Bezirks Oberpfalz – Regensburg
E-Mail: adelheid.bezzel@medbo.de

**Carlo Caflisch, Dr. med.**
Oberarzt des Zentrums für Abhängigkeitserkrankungen
Klinik für Psychiatrie, Psychotherapie und Psychosomatik
Psychiatrische Universitätsklinik Zürich
E-Mail: Carlo.caflisch@puk.zh.ch

**Stefan Gutwinski, Dr. med.**
Oberarzt – Leitung AG Psychotrope Substanzen
Klinik für Psychiatrie und Psychotherapie
Charité – Universitätsmedizin Berlin
E-Mail: stefan.gutwinski@charite.de

**Elmar Habermeyer, Prof. Dr. med.**
Direktor der Klinik für Forensische Psychiatrie
Psychiatrische Universitätsklinik Zürich
E-Mail: Elmar.habermeyer@puk.zh.ch

**Marcus Herdener, PD Dr. med.**
Chefarzt und Leiter des Zentrums für Abhängigkeitserkrankungen
Klinik für Psychiatrie, Psychotherapie und Psychosomatik
Psychiatrische Universitätsklinik Zürich
E-Mail: marcus.herdener@puk.zh.ch

**Friederike Höfer, Dr. med.**
Stellv. Leiterin Zentrum für Ambulante Forensische Therapie
Leitende Ärztin Ambulante Forensische Therapie – Erwachsenforensik
Klinik für Forensische Psychiatrie
Psychiatrische Universitätsklinik Zürich
E-Mail: Friederike.hoefer@puk.zh.ch

**Matthias Koller**
Vorsitzender Richter
Landgericht Göttingen
E-Mail: mkoller.goe@gmail.com

**Tomislav Majić, Dr. med.**
Oberarzt – Leitung AG Psychotrope Substanzen
Klinik für Psychiatrie und Psychotherapie
Charité – Universitätsmedizin Berlin
E-Mail: tomislav.majic@charite.de

**Jürgen Müller, Prof. Dr. med.**
Schwerpunktprofessur für Forensische Psychiatrie, UMG
Asklepiosklinik für Forensische Psychiatrie Göttingen
E-Mail: jmuelle@gwdg.de

**Sonja Radde**
Klinik für Psychiatrie und Psychotherapie
Charité – Universitätsmedizin Berlin
E-Mail: sonja.radde@charite.de

**Henning Radtke, Prof. Dr. iur.**
Richter des Ersten Senats
Bundesverfassungsgericht
Karlsruhe
E-Mail: hradtke@bundesverfassungsgericht.de

**Christian Riedemann, Dr.**
Chefarzt
Maßregelvollzugszentrum Niedersachsen – Bad Rehburg
E-Mail: Christian.Riedemann@mrvzn-badrehburg.niedersachsen.de

**Tilman Steinert, Prof. Dr. med.**
Ärztlicher Direktor
Klinik für Psychiatrie und Psychotherapie I der Universität Ulm (Weissenau)
Zentrum für Psychiatrie Südwürttemberg
Ravensburg
E-Mail: tilman.steinert@zfp-zentrum.de

**Hans-Joachim Traub, Dr. biol. hum.**
Klinik für Psychiatrie und Psychotherapie I der Universität Ulm (Weissenau)
Klinik für Forensische Psychiatrie und Psychotherapie Weissenau
Zentrum für Psychiatrie Südwürttemberg
Ravensburg
E-Mail: Hans-Joachim.Traub@zfp-zentrum.de

**Hans-Joachim Weitz, Dr. iur.**
Ministerium für Soziales und Integration Baden-Württemberg
Ombudsstelle nach Psychisch-Kranken-Hilfe-Gesetz
E-Mail: hansjoachim.weitz@googlemail.com

# Inhaltsverzeichnis

Geleitwort zur Reihe ............................................. 5

Autorinnen und Autoren ........................................ 7

**Teil 1 Problemstellung** ......................................... 13
  1.1   Einleitung ................................................ 13
        *Matthias Koller, Jürgen L. Müller*

**Teil 2 Bestandsaufnahme** ..................................... 23
  2.1   Aktuelle Patientencharakteristika und
       Behandlungsschwierigkeiten im Maßregelvollzug
       gem. § 64 StGB – Haben wir uns zu viel
       vorgenommen? ........................................ 23
       *Christian Riedemann, Dörte Berthold*
  2.2   Ergebnisqualitätsmessung Bayern ................... 42
       *Adelheid Bezzel*

**Teil 3 Für und Wider** ........................................... 57
  3.1   Bemerkungen auf der Grundlage der
       Rechtsprechung ....................................... 57
       *Henning Radtke*
  3.2   Plädoyer für die Abschaffung des § 64 StGB ........ 84
       *Tilman Steinert, Hans-Joachim Traub, Hans-Joachim*
       *Weitz*

**Teil 4 Alternativen** .................................................. **103**
    4.1    Abhängigkeitserkrankungen und Suchtbehandlung
           in Deutschland .................................................. 103
           *Sonja Radde, Tomislav Majić, Stefan Gutwinski*
    4.2    Das schweizerische System ambulanter Maßnahmen
           als Alternative zum geschlossenen Vollzug gemäß
           § 64 StGB .................................................. 137
           *Friederike Höfer, Carlo Caflisch, Marcus Herdener,*
           *Elmar Habermeyer*

**Teil 5 Lösungsansätze** ............................................. **162**
    5.1    Diskussion alternativer Ansätze ..................... 162
           *Jürgen L. Müller, Matthias Koller*

# Teil 1 Problemstellung

## 1.1 Einleitung

*Matthias Koller, Jürgen L. Müller*

Mehr als 25 Jahre sind vergangen, seit das Bundesverfassungsgericht (BVerfG) in einer Grundsatzentscheidung den verfassungsrechtlichen Rahmen der Unterbringung in einer Entziehungsanstalt abgesteckt hat (BVerfG, Beschluss vom 16. März 1994 – 2 BvL 3/90 –, BVerfGE 91, 1-70). Im Mittelpunkt der Überlegungen des BVerfG stand die enge Verknüpfung von Unterbringung und Behandlung. Dementsprechend lautet der 1. Leitsatz der Entscheidung: »Die Anordnung der Unterbringung in einer Entziehungsanstalt und ebenso ihr Vollzug müssen von Verfassungs wegen an die Voraussetzung geknüpft sein, dass eine hinreichend konkrete Aussicht besteht, den Süchtigen zu heilen oder doch über eine gewisse Zeitspanne vor dem Rückfall in die akute Sucht zu bewahren. Die Unterbringung in einer Entziehungsanstalt darf nicht weiter vollzogen werden, wenn entgegen einer anfänglichen positiven Prognose keine hinreichend konkrete Aussicht mehr auf einen solchen Behandlungserfolg besteht.«

In den Entscheidungsgründen wird erläutert, dass freiheitsentziehende Maßregeln keine Strafzwecke verfolgen und daher nur zum Schutz der Allgemeinheit vor weiteren erheblichen rechtswidrigen Taten vorgesehen werden dürfen. Bei der Unterbringung in einer Entziehungsanstalt werde dieser Zweck einer Sicherung der Allgemeinheit dabei (nur) auf dem Wege einer Behandlung der Rauschmittelabhängigkeit des Untergebrachten verfolgt (BVerfG a.a.O., bei juris Rn. 79). Wegen dieses Zweck-Mittel-Verhältnisses dürfe die Unterbringung nach § 64 StGB nicht zur Heilbehandlung eines für die Allgemeinheit ungefährlichen Täters und auch nicht gegen einen nicht behandlungsfähigen Täter angeordnet werden, nur um durch dessen Verwahrung die Allgemeinheit zu schützen (BVerfG a.a.O., bei juris Rn. 80).

Außerdem müsse die Maßregel im Blick auf ihre Mittel-Zweck-Beziehung zum Schutz der Allgemeinheit verhältnismäßig sein. Das besondere Gewicht des mit der Anordnung der Maßregel des § 64 StGB verbundenen Grundrechtseingriffs erschließe sich nicht allein aus der Tatsache des Freiheitsentzugs, sondern auch daraus, dass der Verurteilte – nicht selten gegen seinen Willen – einer auf die Behebung nicht zuletzt psychischer Fehlhaltungen gerichteten medizinischen Behandlung unterworfen werde, deren Erfolg zudem nicht als gewiss gelten könne (BVerfG a.a.O., bei juris Rn. 81 f).

Deshalb dürfe die Unterbringung in einer Entziehungsanstalt nur für Fälle vorgesehen werden, in denen sie geeignet sei, den Schutzzweck gerade durch Behandlung zu erreichen, und in denen insoweit eine hinreichend zuverlässige Indikation gestellt werden könne (BVerfG a.a.O., bei juris Rn. 83).

Schon das BVerfG sprach in diesem Zusammenhang eine Reihe von tatsächlichen Schwierigkeiten und Unwägbarkeiten der Behandlung in einer Entziehungsanstalt an:

- die Unterschiedlichkeit der zu behandelnden Tätergruppen und die unterschiedliche Therapierbarkeit der einzelnen Täter,
- die noch nicht genügende Erprobung der Behandlungsweisen,
- die auch mit unterschiedlichen Behandlungskonzepten unterschiedliche Ansprechbarkeit verschiedener Suchterkrankungen,
- die tatsächlich verfügbaren Behandlungskonzepte und
- die tatsächlichen Kapazitäten der vorhandenen Entziehungsanstalten (vgl. BVerfG a.a.O., bei juris Rn. 85 f).

Es leitete aus alledem den Auftrag sowohl an den Gesetzgeber als auch an die Gesetzesanwender ab, die Anordnung und den Vollzug der Unterbringung strikt an die im Leitsatz besonders herausgestellte Voraussetzung einer konkreten Chance für einen Behandlungserfolg zu knüpfen (BVerfG a.a.O., bei juris Rn. 85).

Gut 13 Jahre später wurden diese Vorgaben des BVerfG durch das Gesetz zur Sicherung der Unterbringung in einem psychiatrischen Krankenhaus und in einer Entziehungsanstalt vom 16. Juli 2007 in Gesetzesrecht umgesetzt (BGBl. I 2007, 1327). Dies war allerdings nur ein Nebenaspekt des Reformvorhabens (BT-Drucks. 16/1110). Im Vordergrund stand das Ziel, einem wachsenden Belegungsdruck sowohl im Maßregelvollzug nach § 63 StGB als auch nach § 64 StGB entgegenzuwirken. In vielen Bundesländern seien die Einrichtungen des Maßregelvollzugs an der Grenze ihrer Aufnahmekapazitäten. Darunter könnten sowohl die Behandlungsmöglichkeiten leiden als auch die Sicherheit der Anstalten gefährdet werden. Außerdem könnten sich erhebliche Probleme daraus ergeben, dass Verurteilte nach Anordnung ihrer Unterbringung oft monatelang im Strafvollzug (»Organisationshaft«) auf einen freien Platz warten müssen. Anstaltsneu- und Anstaltsausbauten könnten keine dauerhafte und umfassende Abhilfe schaffen, solange weiterhin Personen in den Maßregelvollzug gelangten, deren Unterbringung aus therapeutischen oder rechtlichen Gründen problematisch sei. Die Revision des Rechts der Unterbringung solle deshalb »dazu beitragen, die vorhandenen Kapazitäten des Maßregelvollzugs besser und zielgerichteter zu nutzen und damit der Verbesserung des Schutzes der Bevölkerung vor gefährlichen Straftäterinnen und Straftätern dienen« (BT-Drucks. 16/1110, S. 9). In Verfolgung dieser Zielsetzung wurde die Vorschrift des § 64 StGB zur Soll-Vorschrift umgestaltet. Außerdem wurden erweiterte Möglichkeiten des Vorwegvollzugs der Strafe, insbesondere vor der Unterbringung in einer Entziehungsanstalt, geschaffen. Schließlich wurden die Möglichkeiten einer Vollstreckungsaussetzung der Begleitstrafe schon nach Verbüßung der Hälfte der Strafe erweitert, um den Untergebrachten bei erfolgreichem Behandlungsverlauf sowohl eine Rückverlegung in eine Justizvollzugsanstalt als auch eine unnötige Verlängerung der Maßregel zu ersparen (a.a.O., S. 16).

Mittlerweile sind weitere zwölf Jahre vergangen und es wird erneut über eine Reform des Rechts der Unterbringung in einer Entziehungsanstalt diskutiert.

In der Folge der letzten Reform ist es nicht gelungen, den Belegungsdruck abzumildern. Im Gegenteil sind die Zuweisungs- und Belegungszahlen im Maßregelvollzug nach § 64 StGB weiter dramatisch angestiegen (▶ Abb. 1.1).

Die Maßregelvollzugsstatistik des Statistischen Bundesamtes weist im Zeitraum von 2000 bis 2014 für die alten Bundesländer eine Steigerung um ca. 115% aus (2000: 1.774 Fälle, 2014: 3.822 Fälle; Stichtagszählung zum 31.03.). Anhand des in 14 Bundesländern (außer Bayern und Baden-Württemberg) erhobenen Kerndatensatzes im Maßregelvollzug (CEUS) lässt sich im Zeitraum von 2008 bis 2016 ein Anstieg der durchschnittlichen Belegung der Patienten gem. § 64 StGB um ca. 36% (2008: 2.009 Fälle, 2016: 2.732 Fälle) nachweisen. Im gleichen Zeitraum stieg die Zahl der Neuaufnahmen pro Jahr um ca. 24% von 1.152 auf 1.430 Fälle. Seit 1990 sind die Patientenzahlen von 1000 auf 4000 Patienten im Jahr 2014 angestiegen. Damit hat sich diese Zahl vervierfacht. Zwischen 2000 und 2014 kam es zu einer Verdoppelung der Patientenzahlen. Damit blieb die von der Gesetzesänderung 2007, die unter anderem die Unterbringung an eine hinreichend konkrete Erfolgsaussicht knüpfte, erhoffte Drosselung der Unterbringungszahlen aus. Gegenwärtig sind in Deutschland etwa 4.500 Personen auf Grundlage des § 64 StGB untergebracht (Müller 2019).

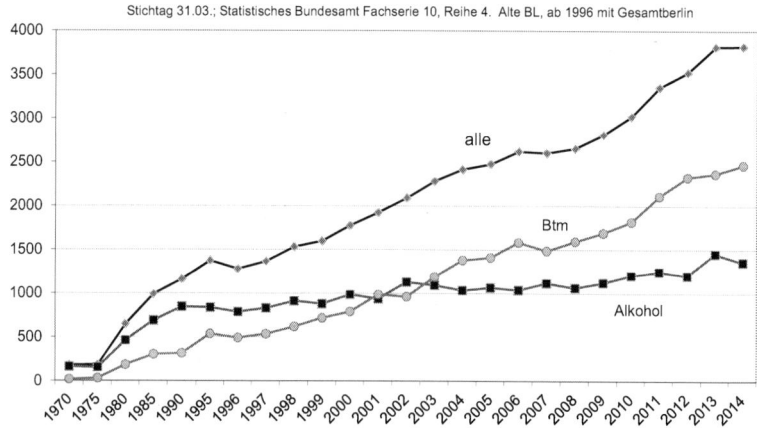

**Abb. 1.1:** Anzahl Untergebrachte in einer Entziehungsanstalt (mit Dank von Norbert Schalast übernommen)

Gleichzeitig werden beträchtliche Abbruchquoten berichtet.

Inzwischen wird bundesweit jede zweite Behandlung (30 bis 70% der zugewiesenen Patienten) wegen Aussichtslosigkeit beendet, aller Erörterungen der Erfolgsaussicht in foro zum Trotz. Diese Patienten, bei denen die Therapie wegen Aussichtslosigkeit abgebrochen wurde, stellen eine besondere Risikoklientel dar; bei ihnen besteht nicht nur eine ungünstige Perspektive für Abstinenz, sondern auch für die Legalbewährung (Müller 2019). 73 % dieser Patienten werden binnen dreier Jahre erneut straffällig (Querengässer et al. 2018).

Beschrieben werden außerdem Veränderungen des Patientenaufkommens. Während bis zur Jahrtausendwende Patienten mit Alkoholproblemen überwogen, steht nun der Konsum von unterschiedlichen Drogen im Vordergrund (Polytoxikomanie). Dabei erfüllt eine nicht unbeträchtliche Anzahl der Betroffenen die psychiatrischen Kriterien einer Abhängigkeit von psychotropen Substanzen (ICD 10) oder einer relevanten Substanzkonsumstörung (DSM-5) nicht. Der der Unterbringung zugrundeliegende rechtliche Hangbegriff ist wesentlich weiter gefasst, als es die Kriterien einer psychischen Störung gemäß den operationalisierten internationalen Diagnosesystemen zulassen. Zunehmend kommen Patienten in die Unterbringung, bei denen eine relevante Abhängigkeit oder eine Substanzkonsumstörung nicht vorliegt.

Hinzu kommt, dass die Patienten häufig komorbid belastet sind. Besondere Herausforderungen stellen sich, wenn Impulsivität und Antisozialität mit einer Polytoxikomanie zusammentreffen oder wenn es um Patienten geht, bei denen dissoziale Orientierung und Bereitschaft zum Regelverstoß die durch den Hang zur Einnahme psychotroper Substanzen bedingte Behandlungsindikation zumindest aufwiegen.

Auch ein inzwischen sehr weit gefasster Kausalitätsbegriff, nach dem der Substanzmittelkonsum nicht mehr eine entscheidende Bedingung für die Begehung der Straftat gewesen sein muss, sondern auch ein sehr weit gefasster korrelativer Zusammenhang ausreichen kann, stellt die Behandlungsteams vor neue Herausforderungen. Aus der Praxis wird berichtet, dass dem Maßregelvollzug in nicht unerheblichem Umfang Patienten zugewiesen werden, bei denen keine eindeutige Abhängigkeitserkrankung vorliege, sondern eher ein missbräuchlicher Drogenkonsum als Teil des delinquenten Lebenswandels oder des Lifestyles. Autoren (Schalast et al. 2016, ▶ Kap. 2.1) weisen darauf hin, dass die Persönlichkeit und die Einstellung der Patienten für die Behandlung eine immer größere Rolle spielt und die Suchtmittelerkrankung zunehmend von der primären Störung zur Begleiterkrankung wechselt. In der Folge werden auch Menschen mit primär delinquenter Orientierung in die Unterbringung gebracht, bei denen der Drogenhandel einträgliche Erwerbsquelle ist, bei denen der persönliche Drogenkonsum bzw. die Abhängigkeit dem Profitinteresse gegenüber nachrangig sind. Diese Probanden verändern aber die therapeutische Atmosphäre nachteilig und fördern die Ausbildung therapiefeindlicher Strukturen in den Einrichtungen (Müller 2019).

Schließlich begünstigt die aktuelle Gesetzeslage, wonach bei erfolgreichem Durchlaufen der Entziehungsbehandlung eine Entlassung in die Freiheit regelhaft schon zum Halbstrafenzeitpunkt erfolgen kann, strategische Überlegungen dahin, bei höherer Straferwartung zugleich die Unterbringung gemäß § 64 StGB anzustreben, und zwar weniger zur Behandlung als vielmehr aus vollstreckungstaktischen Motiven.

Die Zahl der Unterbringungs- und Behandlungsplätze ist limitiert, ihrer Ausweitung sind enge Grenzen gesetzt. Eine zentrale Schwierigkeit liegt nicht zuletzt auch in der Gewinnung und Bindung qualifizierten Personals in allen Arbeitsbereichen des Maßregelvollzugs.

Bei aktuell ca. 4.500 Untergebrachten in den Entziehungsanstalten und einem angenommenen durchschnittlichen Tagessatz von 250 Euro/Tag belaufen sich die Kosten der Unterbringung schon jetzt auf über 400 Mio. Euro pro Jahr. Jeder weitere Anstieg der Patientenzahlen und jede weitere Erhöhung der Platzkapazitäten führt zu einer zusätzlichen organisatorischen und finanziellen Belastung der Einrichtungen und der Träger. Die verfügbaren Kapazitäten sind ausgeschöpft, d. h. es müssen neue Behandlungsplätze und Stationen geschaffen werden. Schwierig ist es nicht zuletzt auch, qualifizierte Mitarbeiter zu finden. Der Mangel an Ärzten im Maßregelvollzug ist seit längerem brisant, inzwischen wird es auch zunehmend schwierig, qualifizierte und an einer längerfristigen Tätigkeit interessierte Psychologen und Mitarbeiter in der Pflege einzustellen. Regelhaft müssen neugewonnene Mitarbeiter für die spezifischen Belange ausgebildet und für die interdisziplinäre Arbeit in der forensischen Psychiatrie und das damit verbundene Primat der Beachtung der Sicherheit der Öffentlichkeit qualifiziert werden. Gelingt dies nicht reibungslos, so sind Zwischenfälle meist öffentlichkeitswirksam und gehen mit erhöhtem Druck auf Klinik und Mitarbeiter einher (Müller 2019).

## 1.1 Einleitung

Wiewohl von Verfassungs wegen der Besserungszweck der Maßregel weit im Vordergrund steht, wird die Gestaltung des Vollzuges der Unterbringung nach § 64 StGB von der Politik zunehmend an bloßen Sicherungsüberlegungen ausgerichtet. Hieran relativieren sich Klinikbauten, Behandlungsatmosphäre, Therapieangebote sowie Lockerungs- und Resozialisierungsmöglichkeiten; das Maßregelziel der Sicherung durch Behandlung gerät zunehmend außer Reichweite.

Unter dem Strich bedeutet das, dass die vom BVerfG 1994 markierten Problemlagen bisher nicht aufgelöst werden konnten und sich im Gegenteil sogar weiter zugespitzt haben.

In der Zusammenschau werden beträchtliche und seit Jahren kontinuierlich steigende Ressourcen verauslagt für eine Klientel, bei der eine psychische Störung im Sinne der Diagnosemanuale nicht besteht, die therapeutisch zum Teil nicht erreichbar ist, die auch im Therapieverlauf kaum eine belastbare Behandlungsmotivation und Bereitschaft zur Verhaltensänderung entwickelt und bei der nach Abbruch der Behandlung eine sehr ungünstige Legalprognose besteht. Diese legalprognostisch besonders problematische Klientel kann von dem Angebot nicht profitieren, sodass dringend andere spezifische Möglichkeiten der Unterstützung geschaffen werden müssen. Die zur Behandlung dieser Klientel erfolglos eingesetzten Ressourcen der Entziehungsanstalt gehen zu Lasten der Behandlung der therapeutisch Erreichbaren, die die Unterbringung in der Entziehungsanstalt sehr gut nutzen können. Aktuelle Daten belegen nämlich, dass diejenigen, die die Behandlung erfolgreich abschließen, sehr wohl von der Unterbringung profitieren und sowohl hinsichtlich der Sucht als auch hinsichtlich des Bewährungsverhaltens günstige Verläufe zeigen (▶ Kap. 2.2).

Dies alles gibt Anlass, die Maßregel der Unterbringung in einer Entziehungsanstalt grundsätzlich zu überdenken. Das schließt auch die Frage ein, ob eine solche Maßregel nicht gänzlich entbehrlich ist (▶ Kap. 3.2).

Überlegungen können auf verschiedenen Ebenen ansetzen:

- Ganz grundsätzlich kann man die Tauglichkeit eines zweispurigen Sanktionssystems in Frage stellen, das neben der schuldvergeltenden Strafe schuldunabhängige, ausschließlich präventiv auf den Schutz der

Allgemeinheit ausgerichtete Maßregeln der Besserung und Sicherung vorsieht.

- Nicht weniger grundsätzlich kann nach der Sinnhaftigkeit einer Maßregel gefragt werden, die das Ziel der Sicherung durch Besserung verfolgt, die ein erfolgreiches Bestehen innerhalb des gegenwärtig etablierten Behandlungsangebots aber nur mit Zufallswahrscheinlichkeit erreicht.
- Nachdem über ein zweispuriges Sanktionensystem aus Strafen und Maßregeln seit mehr als einhundert Jahren diskutiert wird, die Maßregel der Unterbringung in einer Entziehungsanstalt als solche mehr als 85 Jahre alt ist und in dieser Zeit zwar immer wieder in Frage gestellt, letztlich aber in den Grundzügen beibehalten wurde, sollte natürlich auch an kleinere, weniger grundsätzliche Korrekturen gedacht werden. Denn in erster Linie sind es die Kapazitäten, die dieses »Erfolgsmodell« bindet, und die Ressourcen, die es verbraucht, die eine Änderung zu erzwingen scheinen. Hierauf liegt der Schwerpunkt der gegenwärtigen Reformdiskussion.
- Gedacht werden kann schließlich an eine Ergänzung des bestehenden Regelungskonzepts oder dessen Ersetzung durch alternative Lösungsansätze.

Ein wichtiger Orientierungspunkt in der Diskussion kann der vom BVerfG herausgestellte Kernauftrag der Unterbringung nach § 64 StGB sein: Der Schutz der Allgemeinheit durch die Behandlung von Tätern, die Straftaten aufgrund einer Sucht begangen haben und wegen ihrer Sucht gefährlich sind. Die Sinnhaftigkeit von Reformmaßnahmen ist dann daran zu messen, inwieweit sie ein System bereitstellen,

- in dem diejenigen, die von einer Entziehungsbehandlung profitieren können, und diejenigen, die dies nicht können, früher und zuverlässiger als bisher identifiziert werden und
- in dem die Ressourcen der Entziehungsbehandlung in vollem Umfang für diejenigen zur Verfügung gestellt werden, die in diesem Rahmen therapeutisch gut zu erreichen sind und die die Angebote gut nutzen können,
- während für diejenigen, die von einer Entziehungsbehandlung nicht profitieren können und deren Gefährlichkeit durch diese Therapie nicht

verändert wird, andere spezifische Möglichkeiten der Unterstützung geschaffen werden, die sie tatsächlich auch annehmen können.

Die nachfolgenden Beiträge sollen die Diskussionsgrundlage absichern. Sie bieten zunächst eine Bestandsaufnahme der aktuellen Situation des Maßregelvollzugs nach § 64 StGB auf der Grundlage der jährlichen deutschlandweiten Stichtagserhebung[1] sowie eine Beschreibung der Leistungsfähigkeit dieser Maßregel anhand der bayerischen Ergebnisqualitätsmessung. Sodann diskutieren sie das Für und Wider der Unterbringung in einer Entziehungsanstalt aus rechtlicher und psychiatrischer Sicht. Schließlich stellen sie Alternativen der nicht-forensischen Suchtbehandlung und ein in der Schweiz gefundenes Lösungsmodell für den Umgang mit der Zielgruppe der Maßregel vor. Abschließend werden Änderungsvorschläge kurz dargestellt und diskutiert.

**Literatur**

CEUS Consulting /FOGS (2017). Kerndatensatz im Maßregelvollzug
Dilling H, Dilling K, Dittmann V, Freyberger H-J, Schulte-Markwort E (1993) Internationale Klassifikation psychischer Störungen: ICD-10. Kapitel V (F): klinisch diagnostische Leitlinien, Weltgesundheitsorganisation
Falkai P, Wittchen H-U, Döpfner M, Gaebel W, Maier W, Rief W. et al. (Hg.) (2015) Diagnostische Kriterien DSM-5®. American Psychiatric Association. Deutsche Ausgabe. Göttingen: Hogrefe.
ICD 10 Internationale statistische Klassifikation der Krankheiten und verwandter Gesundheitsprobleme 10. Revision Version 2019
Müller JL (2019) Ansätze zur Reform der Unterbringung in einer Entziehungsanstalt. Forensische Psychiatrie, Psychologie, Kriminologie 13: 262 – 271.

---

1 Bei der Stichtagserhebung handelt es sich um eine freiwillige Erhebung von unterbringungsrelevanten Daten, die einmal jährlich von den teilnehmenden Kliniken übermittelt werden. Trotz vieler methodischer Angriffsmöglichkeiten gibt die Stichtagserhebung einen Einblick in die Zusammensetzung des Klientels und einige der strukturellen, diagnostischen, kriminologischen und therapeutischen Veränderungen. Wenngleich die Stichtagserhebung eine wissenschaftliche Datenerhebung und -analyse nicht ersetzen kann, ist sie von besonderer Bedeutung, da es eine umfassende bundesweite Erhebung sonst nicht gibt.

Querengässer J, Bulla J, Hoffmann K, Ross T (2018) Therapieabbruch als Prädiktor erneuter Straftaten. Legalbewährung von Patienten nach Unterbringungen gemäß § 64 StGB. Nervenarzt 2018 · 89:71–77. DOI 10.1007/s00115-017-0386-z

Steinert T (2017) § 64 StGB sollte abgeschafft werden – Pro Debatte: Pro & Kontra. Psychiat Prax 44(04): 190-191 DOI: 10.1055/s-0043-108086

# Teil 2 Bestandsaufnahme

## 2.1 Aktuelle Patientencharakteristika und Behandlungsschwierigkeiten im Maßregelvollzug gem. § 64 StGB – Haben wir uns zu viel vorgenommen?

*Christian Riedemann, Dörte Berthold*

Seitdem 1933 in Deutschland die sogenannte »Trinkerheilanstalten« eingeführt wurden, unterliegt der Maßregelvollzug gem. § 64 StGB ständigen Veränderungen. Was gleichgeblieben ist, ist das Behandlungsziel »der Besserung und der Sicherung« (3. Abschnitt, 6. Titel StGB) der Untergebrachten. Trotz der im Vergleich zum Strafvollzug eher geringen Unterbringungszahlen (Verhältnis derzeit circa 14:1 laut dem Statistischen Bundesamt), kommt den im Maßregelvollzug gem. § 64 StGB untergebrachten Rechtsbrechern aufgrund ihres hohen Rückfallrisikos und ihrer kostenintensiven Behandlung eine nicht geringfügige gesellschaftspolitische Bedeutung zu (Müller-Isberner et al. 2018). Unter Berücksichtigung der begrenzten finanziellen Ressourcen stellt sich zunehmend die Frage nach nicht nur therapeutisch wirksamen, sondern auch kosteneffizienten Behandlungsangeboten. Zudem gewinnt der Maßregelvollzug gegenüber dem Strafvollzug wegen steigender Unterbringungsanordnungen immer weiter an Bedeutung (Heinz 2014).

Es soll in diesem Kapitel zunächst auf die aktuellen Ergebnisse der deutschlandweiten Stichtagserhebung (Berthold und Riedemann 2018) eingegangen werden. Im Anschluss soll sich mit der Frage beschäftigt werden, ob das Behandlungsziel »(…) die Person durch die Behandlung in einer Entziehungsanstalt innerhalb der Frist nach § 67d Absatz 1 Satz 1 oder 3 zu heilen oder über eine erhebliche Zeit vor dem Rückfall in den Hang zu bewahren und von der Begehung erheblicher rechtswidriger Taten abzuhalten, die auf ihren Hang zurückgehen« (§ 64 StGB Abs. 2), unter aktuellen Behandlungsbedingungen realistisch erscheint und zu welchen Veränderungen die Gesetzesreform aus dem Jahr 2007[2] für die Behandlung in den Entzugsanstalten geführt hat und ob erneuter Reformbedarf für die Unterbringung gem. § 64 StGB besteht.

## 2.1.1 Aktuelle Ergebnisse der deutschlandweiten Stichtagserhebung[3]

Die Anzahl der in Deutschland gem. § 64 StGB Untergebrachten ist in den letzten Jahren stetig steigend (Statistisches Bundesamt (2014), früheres Bundesgebiet). Im Jahr 2000 waren 1774 Menschen im Maßregelvollzug gem. § 64 StGB untergebracht, im Jahr 2014 mehr als doppelt so viele (3822 Patienten, davon 244 Frauen). Die Gesetzesreform von 2007, in welcher die Anordnung der Unterbringung von einer Muss- in eine Soll-Vorschrift umgeändert wurde, hat somit die Erwartungen nicht erfüllt – anstelle einer erhofften Eingrenzung auf sinnvolle Indikationen ist eine stetige Zunahme der Zuweisungen zu beobachten (Schalast 2012).

Auch ist erkennbar, dass die relative Häufigkeit von Frauen in den Maßregelvollzugseinrichtungen in den letzten Jahren kontinuierlich ansteigt. Im Jahr 1970 kam auf 35 Männer eine Frau, im Jahr 2000 war es auf 19 Männer eine Frau und im Jahr 2014 konnte ein Verhältnis von 16:1 festgestellt werden. Bei der Stichtagserhebung aus dem Jahr 2017 (Berthold und Riedemann 2018), in der insgesamt $N = 2518$ Patienten erfasst wurden, stellten Frauen einen Anteil von 6,8 % der Gesamtpopulation dar.

Die untergebrachten Patienten sind in den letzten 20 Jahren im Mittel etwas älter geworden (1995: $M = 34,07$ Jahre $(SD = 8.32)$; 2016: $M = 34,74$ Jahre $(SD = 8.78)$; $(*p = 0.35)$) (▶ Abb. 2.1).

---

2 BT-Drs. 16/1110.
3 Die Autoren haben einen Teil dieser Ergebnisse andernorts (Berthold und Riedemann 2018a) ausführlich beschrieben. Hierauf wird ergänzend verwiesen.

## 2.1 Aktuelle Patientencharakteristika

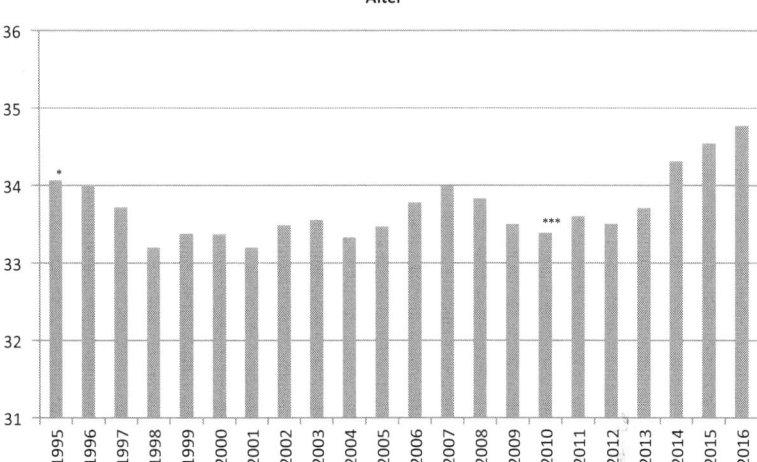

**Abb. 2.1:** Altersmittelwerte in Jahren über alle Patienten im Zeitraum 1995–2016 bei $n$ = 922 bis 2943 pro Erhebungsjahr ($N$ = 44387; Missings = 134 (0.3 %)). Zur Berechnung wurde jeweils das erste Erhebungsquartal pro Jahr verwendet. Signifikanzprüfung zw. 1995 u. 2016: *$p$ = .035 ; zw. 2010 u. 2016: ***$p$ < .001.

Bei der Stichtagserhebung 2017 zeigte sich ein Durchschnittsalter der Patienten von 35 Jahren. Begleitend zum Alter stieg auch die durchschnittliche Anzahl der Voreinträge im Bundeszentralregister (BZR) bis zur aktuellen Unterbringung stetig an. So hatte im Jahr 1995 ein Patient zu Beginn der Unterbringung im Mittel 7,32 ($SD$ = 5,73) Voreintragungen im Bundeszentralregister, im Jahr 2016 waren es durchschnittlich 9,31 Einträge ($SD$ = 6.93; ***$p$ < .001). 2017 hatten die Patienten im Mittel 9,42 Einträge im BZR vor ihrer Unterbringung (▶ Abb. 2.2). Ebenso weisen die Patienten heute signifikant höhere Parallelstrafen auf als noch vor einigen Jahren (1995: $M$ = 36,56 Monate ($SD$ = 26.88); 2016: $M$ = 48,43 Monate ($SD$ = 28.32) (***$p$ < .001)). In der Erhebung von 2017 zeigte sich ein leichter, nicht signifikanter Rückgang der Parallelstrafe; dieser lag im Mittel bei 46,59 Monaten. Patienten werden somit heute im Vergleich zu vor 20 Jahren in einem späteren Lebensabschnitt, mit einer höheren Anzahl an Vorverurteilungen (BZR) und zu einer durchschnittlich höheren

Parallelstrafe verurteilt, wenn das Gericht eine Unterbringung gem. § 64 StGB anordnet.

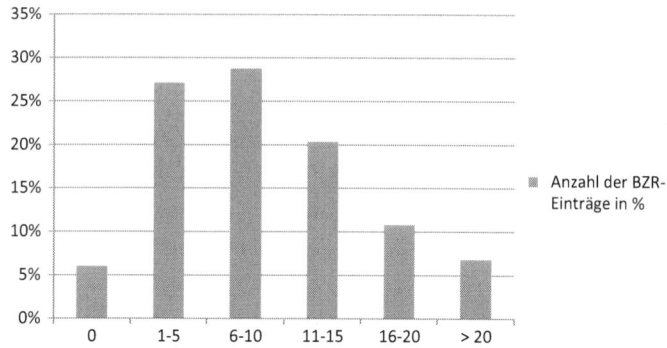

**Abb. 2.2:** Prozentuale Verteilung der Voreintragungen im BZR aller erfasster Patienten im Jahr 2017 in Kategorien bei $N = 2518$; *Missings* $= 42$ (1,7 %); $M = 9{,}42$ Voreintragungen. Zur Berechnung wurde jeweils das erste Erhebungsquartal pro Klinik verwendet.

Gegenläufig zu diesen Veränderungen zeigte sich, dass die durchschnittliche Hafterfahrung der Patienten vor der Unterbringung sank (1995: $M = 46{,}98$ Monate $(SD = 49{,}29)$; 2016: $M = 42{,}33$ Monate $(SD = 49{,}81)$; ($^{*}p = .02$)). Im Jahr 2017 kamen die Untergebrachten mit einer durchschnittlichen Hafterfahrung von circa 3,5 Jahren (42,03 Monaten) in die Maßregelvollzugskliniken. Sogenannte »Erstverbüßer« stellen unter den Patienten somit eher die Ausnahme dar, auch wenn circa 35 % von ihnen mit weniger als einem Jahr Hafterfahrung in den Maßregelvollzug kommen. Ein nicht unerheblicher Anteil von fast 25 % der Patienten weist über fünf Jahren Hafterfahrung vor der Entzugstherapie auf (▶ Abb. 2.3).

Der Anteil an Migranten wird durch die Stichtagserhebung seit 2010 erfasst. Hier zeigte sich, dass im Jahr 2010 insgesamt 32,3 % aller Patienten einen Migrationshintergrund hatten, im Jahr 2016 waren es 38,6 % der Gesamtstichprobe ($^{***}p < .001$), 2017 noch 36,6 %. Dies mag zunächst den Eindruck erwecken, dass Menschen mit einem Migrationshintergrund

## 2.1 Aktuelle Patientencharakteristika

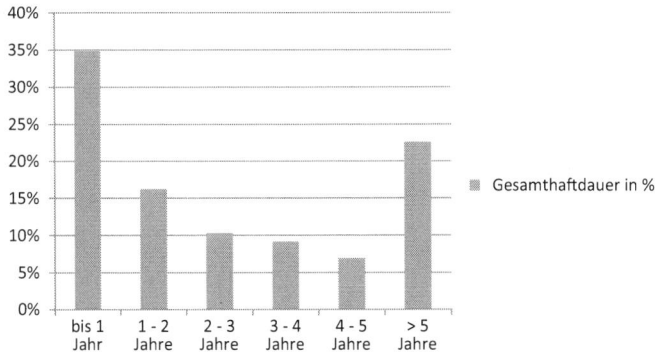

**Abb. 2.3:** Prozentuale Verteilung der Patienten nach Gesamthaftdauer (Hafterfahrung) im Jahr 2017 in Kategorien bei $N = 2518$; Missings $= 124$ (4,9 %); $M = 42,03$ Monate. Zur Berechnung wurde jeweils das erste Erhebungsquartal pro Klinik verwendet.

häufiger in Zusammenhang mit einer Suchtmittelabhängigkeit straffällig werden, doch zeigt der Vergleich mit der Gesamtheit der in Deutschland lebenden Menschen mit einem Altersdurchschnitt von ca. 35 Jahren keine bedeutsame Differenz zur Normalbevölkerung (Statistisches Bundesamt 2017, 2017a).

Bei den Menschen, die im Maßregelvollzug gem. § 64 StGB behandelt werden, zeigt sich eine deutliche Heterogenität bei den zugrundeliegenden Einweisungsdelikten. In den letzten Jahren ist die Anzahl an Patienten, deren Unterbringung in Zusammenhang mit einem Sexualdelikt (§§ 173 – 184 StGB) angeordnet worden war, gesunken (1995: 10,7 % und 2016: 3,1 %; ***$p < .001$). Im Jahr 2017 wiesen nur noch 2,7 % aller Patienten eine Sexualstraftat als Anlassdelikt auf. Die Anzahl der Patienten mit einem Körperverletzungsdelikt als Anlassstraftat (§§ 223 – 231 StGB) stieg in den letzten Jahren signifikant an (1995: 18,6 %, 2016: 25,8 %; ***$p < .001$). Der relative Anteil an Untergebrachten mit einem BtM-Delikt als Einweisungsdelikt (§§ 29-30 BtmG) nahm ebenfalls in den Jahren deutlich zu (1995: 9,2 %, 2016: 29,4 %; ***$p < .001$). 2017 (▶ Abb. 2.4) war ein BTM-Delikt bei circa einem Drittel (30,9 %) aller Patienten die Anlassstraftat, ein Körperverletzungsdelikt bei über einem Viertel (26,3 %). Im Vergleich zu 2016 ist hier jeweils ein erneuter Anstieg in der relativen Häufigkeit zu verzeichnen.

Die Anzahl an Patienten mit einem Tötungsdelikt als Einweisungsdelikt lag bei unter 5 % im Jahr 2017. Insgesamt lag der Anteil an Patienten, die auf Grundlage einer Anlassstraftat mit Gewaltanwendung untergebracht wurden, bei 54,2 %. Mögliche Gründe hierfür wurden an anderer Stelle diskutiert[4].

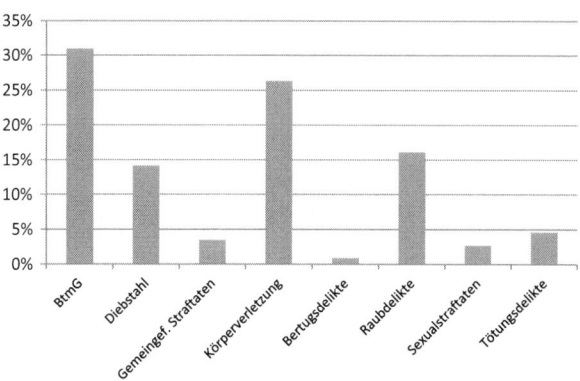

**Abb. 2.4:** Prozentuale Verteilung der häufigsten Anlassstraftaten in Kategorien im Zeitraum 1995–2016 bei $N = 2518$; Zur Berechnung wurde jeweils das erste Erhebungsquartal pro Klinik verwendet.

Deutliche Veränderungen zeigten sich in den letzten 20 Jahren auch bezüglich der Schuldfähigkeit der Untergebrachten (▶ Abb. 2.5). So stellte das Gericht im Jahr 1995 bei 79,1 % der gem. § 64 StGB Untergebrachten die verminderte Schuldfähigkeit (§ 21 StGB) oder die Schuldunfähigkeit (§ 20 StGB) zum Zeitpunkt der Anlasstat fest. Weniger als 20 % wurden damals als voll schuldfähig beurteilt. 2016 wurden dagegen insgesamt 57,4 % der Patienten vom Gericht als voll schuldfähig eingeschätzt und 42,6 % als vermindert oder schuldunfähig bewertet (***$p < .001$). Im Jahr 2017 stieg der Anteil der vom Gericht als voll

---

4 Berthold und Riedemann 2018.

schuldfähig befundenen Patienten (zum Zeitpunkt ihrer Anlassstraftat) auf insgesamt 59,8 %.

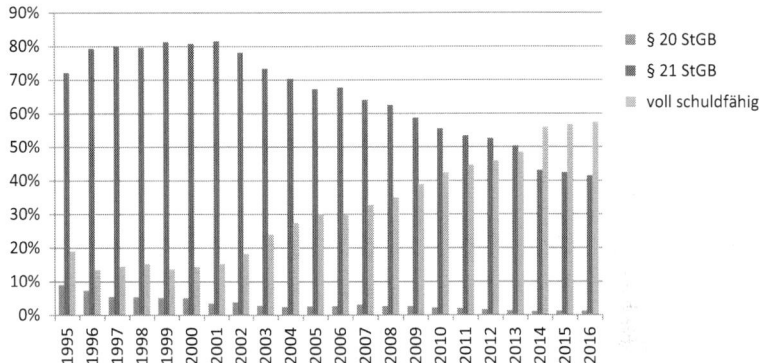

**Abb. 2.5:** Prozentuale Verteilung der im Urteil enthaltenen Beurteilung der Schuldfähigkeit im Zeitraum 1995–2016 bei $n = 922$ bis 2943 pro Erhebungsjahr ($N = 44387$; 1252 Missings (2,8 %)). Zur Berechnung wurde jeweils das erste Erhebungsquartal pro Jahr verwendet. Signifikanzprüfung zw. 1995 u. 2016: ***$p < .001$.

Was im Jahr 1933 als »Trinkerheilanstalt« begann, kann heute schon lange nicht mehr (nicht nur aus politischen, moralischen und ethischen Gründen) so genannt werden. Der »reine Alkoholabhängige« stellt inzwischen im Maßregelvollzug eher den Ausnahmepatienten dar. Innerhalb der Patientenpopulation ist der relative Anteil an reinen Alkoholkonsumenten in den letzten 20 Jahren immer geringer geworden (►Abb. 2.6). Im Jahr 1995 lag der Anteil an Patienten mit einer Alkoholabhängigkeit (ICD 10: F 10.2) oder einer Abhängigkeit von anderen legalen Substanzen (v.a. Medikamenten) als Erstdiagnose bei insgesamt 61,3 %, im Jahr 2016 nur noch bei 26,4 %. Somit lag der Anteil an Patienten, bei denen mindestens ein illegales Suchtmittel der Hauptkonsumstoff war, im Jahr 1995 bei 38,7 %. 2016 diagnostizierten die zuständigen Behandler bei fast drei Vierteln (73,6 %) aller Patienten eine Abhängigkeit von mindestens einer illegalen Substanz oder eine Polytoxikomanie (ICD 10: F 19.2) als Erstdiagnose (\*\*\*$p < .001$). 2017 wurde bei 70,1 % aller Patienten eine primäre Abhängigkeit von illegalen Suchtstoffen festgestellt. Die Veränderung des Konsummusters von Abhängigen ist wahrscheinlich keine rein forensische Veränderung, sondern ein gesamtgesellschaftlicher Prozess. Diese Annahme kann durch die Feststellung der Deutschen Hauptstelle für Suchtfragen e.v. (2018), dass der durchschnittliche Alkoholkonsum in den letzten Jahren kontinuierlich abgenommen hat, gestützt werden. Genaue Zahlen zum Konsum illegaler Substanzen liegen derzeit nicht vor und sind aufgrund der Illegalität und somit hohen Dunkelziffer nur schwer zu schätzen. Laut der Polizeilichen Kriminalstatistik (2016) konnte jedoch in den letzten Jahren ein Anstieg an Rauschgiftdelikte verzeichnet werden. Im Jahr 2016 wurden insgesamt 7,1 % mehr Rauschgiftdelikte registriert als noch ein Jahr zuvor. Auch hier kann auf den offensichtlichen Zusammenhang zwischen Sucht und Delinquenz verwiesen werden. Im Vergleich zum Alkohol stellt schon der Besitz eines illegalen Suchtmittels eine Straftat dar. Die Tatsache, dass diese Menschen in den letzten Jahren vermehrt in Entziehungsanstalten untergebracht wurden, verwundert somit nicht. Zudem ist der Konsum illegaler Suchtmittel im Vergleich zum Alkoholkonsum meistens deutlich kostenintensiver und viele Patienten geben an, dass sie sich den Drogenkonsum nur mittels Straftaten, wie Diebstählen oder Raubdelikten, finanzieren konnten.

Eine signifikante Veränderung ist in den letzten Jahren auch bei der Diagnosestellung von Persönlichkeitsstörungen zu verzeichnen gewesen (▶ Abb. 2.7). Die für die Patienten zuständigen Fachärzte und Therapeuten diagnostizierten im Jahr 1995 bei insgesamt 60,9 % aller Patienten eine Persönlichkeitsstörung nach ICD 10, vor allem die dissoziale Persönlichkeitsstörung (F 60.2) und die kombinierte Persönlichkeitsstörung (F 61). Im Jahr 2016 stellten die Behandler nur noch bei circa einem Viertel (23 %) der Untergebrachten eine klinisch bedeutsame Störung der Persönlichkeit fest (\*\*\*$p < .001$). Die Anzahl an diagnostizierten anderen komorbiden psychiatrischen Störungen (wie bspw. Depressionen, Intelligenzminderungen oder Angststörungen) zeigte demgegenüber keine signifikanten Veränderungen innerhalb der letzten 20 Jahre. So wiesen neben der Suchtmittelabhängigkeit durchschnittlich 12,2 % bis 17,4 % aller Patienten noch eine weitere psychiatrische Erkrankung auf. In der Stichtagserhebung

## 2.1 Aktuelle Patientencharakteristika

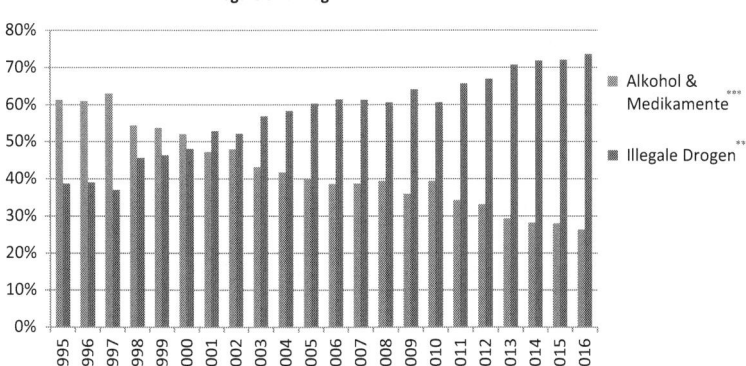

**Abb. 2.6:** Prozentuale Verteilung der Patienten anhand ihrer primären Suchtmittelabhängigkeit im Zeitraum 1995–2016 bei $n = 922$ bis 2943 pro Erhebungsjahr ($N = 44387$; 120 Missings (0,3 %)). Zur Berechnung wurde jeweils das erste Erhebungsquartal pro Jahr verwendet. Signifikanzprüfung zw. 1995 u. 2016 beides: ***$p < .001$.

aus dem Jahr 2017 zeigte sich, dass über ein Drittel (37,1 %) aller Patienten neben ihrer Suchtmittelabhängigkeit noch mindestens eine weitere komorbide psychiatrische Diagnose von den Behandlern gestellt bekommen haben. Als häufigste Komorbiditäten sind hierbei die Persönlichkeitsstörungen (vor allem die dissoziale und die kombinierte Persönlichkeitsstörung) mit circa 24 % insgesamt und 61 % unter den Komorbiditäten erfasst worden.

Es zeigt sich somit eine deutliche Reduktion der Zahl der Patienten mit einer diagnostizierten komorbiden Persönlichkeitsstörung und keine bedeutsame Veränderung der Zahl diagnostizierter anderer komorbider psychiatrischer Erkrankungen. Dies macht zunächst den Eindruck als könnten heutige Patienten somit als »weniger krank« beschrieben werden. Ob dies tatsächlich so ist oder ob die zuständigen Behandler eventuell zögerlicher Diagnosen stellen oder ob diese Diagnose früher leichtfertiger gestellt worden sind, kann anhand dieser Erhebung nicht beantwortet werden. Möglicherweise ist die in der Stichtagserhebung ermittelte Häufigkeit der Komorbidität mit Persönlichkeitsstörungen zu gering bewertet worden. Sowohl bei Strafgefangenen (65 % der männlichen

# Teil 2 Bestandsaufnahme

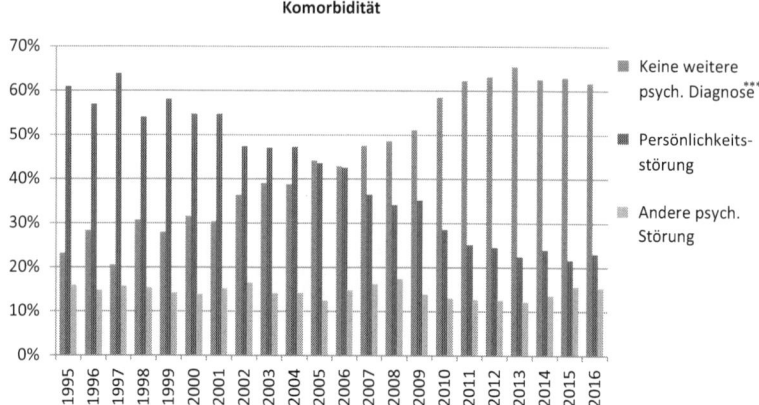

**Abb. 2.7:** Prozentuale Verteilung der Patienten mit und ohne einer während des Aufenthaltes im MRV diagnostizierten komorbiden psych. Störung im Zeitraum 1995–2016 bei $n = 922$ bis 2943 pro Erhebungsjahr ($N = 44387$; 1252 *Missings* (2,8 %)). Zur Berechnung wurde jeweils das erste Erhebungsquartal pro Jahr verwendet. Signifikanzprüfung zw. 1995 u. 2016: ***$p < .001$.

Gefangenen) als auch bei Opiatabhängigen (31 % der Abhängigen, COBRA-Studie) werden nämlich höhere Anteile an Persönlichkeitsstörungen beschrieben (Ross et al. 2009; Scherbaum und Specka 2014). Auch Schalast et al. (2016) vermuten, dass Persönlichkeitsstörungen bei Patienten des Maßregelvollzugs gem. § 64 StGB von den zuständigen Behandlern unterdiagnostiziert werden. Vor allem bei der dissozialen Persönlichkeitsstörung (ICD 10: F 60.2) zeige sich eine deutliche Diskrepanz. Unabhängige Untersucher stellten bei 51 % der Stichprobe die Diagnose einer dissozialen Persönlichkeitsstörung, die zuständigen Bezugstherapeuten nur bei 22 % der Stichprobe (Schalast et al. 2016). Gründe dafür, warum diese Störungen nicht valide von den Behandlern erfasst werden könnten, wurden an anderer Stelle diskutiert (Berthold und Riedemann 2018).

Die durchschnittliche Behandlungsdauer im Maßregelvollzug hat sich in den letzten 20 Jahren um fast sechs Monate verlängert. Im Jahr 1995 befanden sich Patienten zum Zeitpunkt der Erhebung durchschnittlich im 11. Behandlungsmonat ($M = 11{,}33$ Monate; $SD = 8{,}67$), 2016 durchschnittlich im 17. Behandlungsmonat ($M = 17{,}08$ Monate; $SD = 12{,}93$) (***$p < .001$). Werden die Zahlen aus 2017 betrachtet, so ist erkennbar, dass sich ein Viertel (25,1 %) aller Patienten am Stichtag über 24 Monate in Behandlung befanden. Die vom Gesetzgeber angenommene Behandlungszeit von maximal 24 Monaten (§ 67d StGB) kann somit heute in vielen Fällen nicht mehr realisiert werden.

Konnte im Jahr 1995 noch bei circa 50 % der Patienten mindestens ein Suchtmittelrückfall nachgewiesen werden, so sank die Anzahl der Patienten mit mindestens einem Suchtmittelrückfall auf 17,7 % im Jahr 2004. Seit 2010 ist die Anzahl an suchtmittelrückfälligen Patienten in der Unterbringung wieder angestiegen und lag im Jahr 2016 bei insgesamt 26,4 % der Gesamtstichprobe (***$p < .001$). In der Erhebung von 2017 zeigte sich eine erneute Zunahme der Patienten mit mindestens einem Suchtmittelrückfall (34,8 %). Zwei Dritteln der Patienten konnte zum Zeitpunkt der Erhebung kein Suchtmittelrückfall nachgewiesen werden.

Zu Beginn der Stichtagserhebung war der Anteil der gelockerten Patienten und der nicht gelockerten Patienten in etwa gleich groß (1995: Patienten ohne unbegleitete Lockerungen = 44,7 %, Patienten mit unbegleitetem Ausgang = 55,3 %). Zur Jahrtausendwende hin veränderte sich dies. Im Jahr 2004 hatten insgesamt 70,6 % aller Untergebrachten zum Zeitpunkt der Stichtagserhebung keine unbegleiteten Lockerungen. In den letzten Jahren näherte sich das Verhältnis zwischen Patienten ohne und denen mit unbegleiteten Lockerungen wieder an (2016: Patienten ohne unbegl. Lockerungen = 57,5 %, Patienten mit Ausgang = 42,5 %). Im Jahr 2017 lag die Anzahl an Patienten mit Lockerungen in Form von unbegleiteten Ausgängen bei 55,5 %. Die Zahl der Entweichungen ist seit dem Jahr 1995 stetig rückläufig (***$p < .001$). Im Jahr 1995 konnte bei einem Drittel aller Patienten (33,4 %) mindestens eine Entweichung festgestellt werden, wobei über 50 % keine Lockerungen hatten. Im Jahr 2016 wurde bei 3,6 % der Patientenstichprobe mindestens eine Entweichung verzeichnet, bei etwa gleich vielen Patienten mit Lockerungsgewährung wie im Jahr 1995 (42,5 %). In den letzten zehn Jahren lag der Anteil an Patienten, die aus der Unterbringung entwichen sind (aktiv oder passiv), durchgängig bei unter 5 % (2017: 3,1 % Patienten mit aktiver oder passiver Entweichung).

Es kann mit den vorliegenden Daten gezeigt werden, dass weder Lockerungen noch Suchtmittelrückfälle mit Entweichungen in direktem

Zusammenhang stehen (▶ Abb. 2.8). Eine restriktive Lockerungspolitik führt nicht zwangsläufig zu einer Verringerung an Entweichungen. Derzeit wird die Zahl der Lockerungen im Maßregelvollzug in Niedersachsen mit jährlich 35.000 und 40.000 angegeben (Pressemitteilung der Nds. Sozialministerin Rundt, 02.03.2017). Die Quote der aktiven Entweichungen liegt seit 2010 durchgängig unter 1,2 % aller im Maßregelvollzug untergebrachten Patienten (Ausnahme 2013 mit 2,5 %) (Wohlsperger 2016). Es ist anzunehmen, dass man unter die 5 %-Grenze an Entweichungen insgesamt (aktiv und passiv) nur käme, wenn die Anzahl an Lockerungen noch deutlicher hinab gesetzt und ähnlich restriktiv wie der Justizvollzug mit Lockerungen umgegangen werden würde. Aus fachlicher Betrachtung ist festzustellen, dass dies lediglich dem vom Gesetzgeber formulierten zweiten Ziel der Maßregel – der Sicherung – dienlich wäre. Der Erreichung des ersten Zieles der Maßregel – der Besserung – würde eine erhebliche Einschränkung der Lockerungen entgegenstehen.

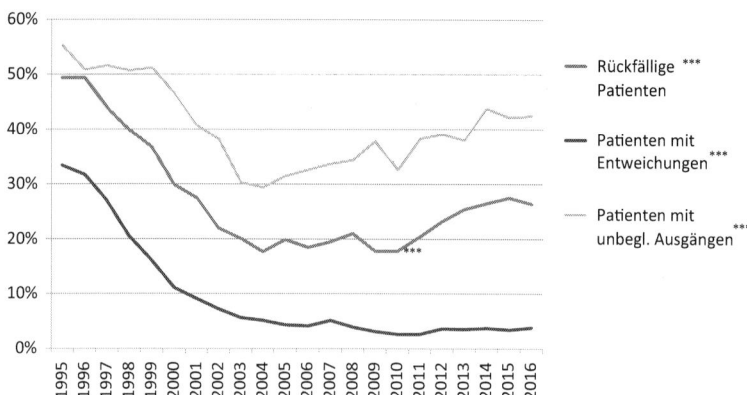

**Abb. 2.8:** Prozentuale Verteilung suchtmittelrückfälliger Patienten, Patienten mit Entweichungen und Patienten mit unbegl. Lockerungsgewährungen im Zeitraum 1995–2016 bei $n = 922$ bis 2943 pro Erhebungsjahr ($N = 44387$; Missings $= 1631/1799$ (3,7 %; 4,1 %; 1,4 %). Zur Berechnung wurde jeweils das erste Erhebungsquartal pro Jahr verwendet. Signifikanzprüfung zw. 1995 u. 2016: für alle 3 Kriterien: ***$p < .001$; nachgewiesene Suchtmittelrückfälle zw. 2010 u. 2016: ***$p < .001$).

Die deutschlandweite Stichtagserhebung im Maßregelvollzug gem. § 64 StGB erfasst auch die Entlassungsempfehlungen seitens der Kliniken. Zum Zeitpunkt der Erhebung im Jahr 2017 ($N = 2518$) lag bei 89 % der Patienten keine Entlassungsempfehlung vor. Sie befanden sich noch aktiv in der Behandlungsphase und eine Beendigung der Therapie war zum Zeitpunkt der Erhebung nicht geplant. Bei 3,8 % der erfassten Patienten haben die Behandler eine Bewährungsentlassung gem. § 67d Abs. 2 StGB, bei 7,2 % die Erledigung der Maßnahme gem. § 67d Abs. 5 StGB empfohlen. Wenn Juristen den Empfehlungen der Behandler folgen, so würde dies bedeuten, dass bei zwei von drei Patienten die Therapie wegen Aussichtslosigkeit abgebrochen und diese in den Strafvollzug zur Reststrafenverbüßung überführt werden würden. Auch in früheren Studien (z. B. v.d. Haar 2015) zeigte sich gemessen an den juristischen Entlasskriterien eine Erfolgsquote der Entziehungsmaßregel von unter 50 %. Diese Zahlen sind diskussionswürdig, wenn bedacht wird, dass allen Patienten im erkennenden Verfahren eine konkrete Aussicht auf Behandlungserfolg bescheinigt wurde. Trotz der vorliegenden Bedeutung, die dem Maßregelvollzug in der Kriminalpolitik zukommt, liegt bis heute keine Veröffentlichung zu flächendeckenden epidemiologischen Daten bezüglich der Patienten und der Wirksamkeit der Behandlung vor. Auf diesen Mangel – bei gleichzeitiger Notwendigkeit – einer flächendeckenden Versorgungsforschung im Maßregelvollzug wurde schon von anderen Autoren hingewiesen (Querengässer et al. 2017).

## 2.1.2 Diskussion zu aktuellen Patientencharakteristika und Behandlungsschwierigkeiten

Die Autoren stellten beim DGPPN-Kongress 2018 ein komplexes Fallbeispiel vor. Im Anschluss wurde den Zuhörern die Frage gestellt, ob hier die Voraussetzungen für eine Unterbringung gem. § 64 StGB erfüllt werden. Etwa die Hälfte der Zuhörer sprach sich für die Empfehlung einer Maßregelvollzugsbehandlung aus, die andere Hälfte dagegen. So wurde deutlich, wie schwer eine solche Einschätzung im Einzelfall sein kann. Insbesondere für die Frage nach der »konkreten Aussicht auf einen Behandlungserfolg« gibt es bisher keine allgemeingültigen Leitlinien und wird vor allem auf Grundlage der individuellen klinischen Erfahrung und Einschätzung der Gutachter beurteilt (Hoffmann et al. 2013; Querengässer et al. 2015). Forensische Sachverständige bewerten die Relevanz verschiedener prognostischer Faktoren sehr unterschiedlich (Lindemann et al. 2013). Die gerichtliche Anordnung einer Unterbringung in einer Entziehungsanstalt ist heute häufiger mit höheren Parallelstrafen verbunden. Die verhängte Parallelstrafe ist von 1995 bis 2016 im Mittel um neun Monate angestiegen, die durchschnittliche Behandlungsdauer im gleichen Zeitraum um ca. sechs Monate (Berthold und Riedemann 2018). Die immer länger andauernde Behandlungszeit im Maßregelvollzug erscheint zunächst mit den Befunden zur Komorbidität im Widerspruch zu stehen und könnte die These stützen, dass die Patienten nicht weniger krank, sondern unterdiagnostiziert sind. Es könnte jedoch auch sein, dass die Zunahme an »Langstraflern« sowie als voll schuldfähig beurteilte Patienten dazu geführt hat, dass Patienten heute durchschnittlich länger in Behandlung bleiben, da sie im Schnitt »mehr Zeit« mitbringen und somit eine verlängerte Behandlungsdauer möglich bzw. angezeigt ist. Falls die Patienten jedoch tatsächlich weniger krank sein sollten und die verhängten Parallelstrafen nicht kausal mit der Behandlungsdauer zusammenhängen, so könnte dies wiederum dafür sprechen, dass eine Zunahme an Patienten zu verzeichnen ist, die nicht gefährlich sind, weil sie süchtig sind, sondern süchtig und gefährlich (Berthold und Riedemann 2018). Wenn Patienten trotz erfolgreicher Suchtmittelbehandlung weiter als gefährlich eingestuft und länger in einer Maßregelvollzugseinrichtung untergebracht werden, so würde dies auch die Annahme stützen, dass die Persönlichkeit der Patienten häufig mehr Einfluss auf ihre Legalprognose und Gefährlichkeitseinschätzung hat als nur, für sich betrachtet, ihre Suchtmittelabhängigkeit. Dies wiederum stützt die These, dass sich die Population der Patienten im Maßregelvollzug gem. § 64 StGB in den letzten Jahren immer mehr der Population des Justizvollzuges angenähert hat. Patienten werden als weniger krank beschrieben und häufiger vom einweisenden Gericht zum Tatzeitpunkt als voll schuldfähig eingestuft. Die Persönlichkeit vieler Patienten scheint heute mehr Einfluss auf ihre Gefährlichkeitseinschätzung zu haben als ihre Suchtmittelabhängigkeit. Auch andere Autoren (Schalast et al. 2016) weisen darauf hin, dass die Persönlichkeit und die Einstellung der Patienten für die Behandlung eine immer größere Rolle spielt und die Suchtmittelerkrankung zunehmend von der primären Störung zur Begleiterkrankung wechselt. Insgesamt kann bei der Betrachtung der derzeit 54,2 % an Patienten mit einem Einweisungsdelikt mit Gewaltanwendung sowie einer kontinuierlichen Verlängerung der durchschnittlichen Parallelstrafe und Steigerung der Anzahl der Vordelikte nicht davon ausgegangen werden, dass im Maßregelvollzug gem. § 64 StGB zunehmend weniger gefährliche Rechtsbrecher behandelt werden. Anzunehmen ist auch, dass diese Patienten von einer höheren Anzahl an sozialen und psychischen Belastungen, einer stärkeren dissozialen Verhaltensbereitschaft und problematischeren Biografien betroffen sind. Die Verfasser diskutierten schon anderer Stelle (Berthold und Riedemann 2018), ob wir in den Entzugskliniken noch »die Richtigen« behandeln. Eine erfolgreiche Behandlung des aktuellen Klientels im Sinne einer gesetzlich geforderten Heilung oder Bewahrung vor erneuten erheblich rechtswidrigen Taten für eine erhebliche Zeit (vgl. § 64 StGB Abs. 2) im gleichen gesetzlich vorgegebenen Behandlungszeitraum (§ 67d StGB) erscheint daher immer schwieriger. Häufig würde nicht der Hang, ein Suchtmittel im Übermaß zu konsumieren, oder gar eine Suchtmittelabhängigkeit viele Menschen zu Delikten motivieren, sondern vor allem der Wunsch nach materiellen Vorteilen (Hoffmann und Mielke 2017). Nach § 67 Abs. 5 Satz 1 StGB kann die Entlassung aus der Maßregel (anders als im Strafvollzug) erfolgen, wenn die Hälfte der parallel verhängten Freiheitsstrafe im Maßregelvollzug zusammen mit Vorwegvollzug u. a. absolviert ist. Dies eröffnet die Aussicht auf einen erheblichen »Strafrabatt« in Fällen, in denen die Anordnung der Unterbringung neben der Verurteilung zu einer längeren Freiheitsstrafe erfolgt (Schalast 2018). Der Wunsch von suchtmittelkonsumierenden Rechtsbrechern, welche einen längeren Freiheitsentzug befürchten, nach einer Unterbringung im Maßregelvollzug gem. § 64 StGB ist daher gut nachvollziehbar. Dagegen stellt die Anordnung einer Unterbringung für Straftäter mit niedrigen Begleitstrafen häufig einen zeitlichen Nachteil dar, da sie im Rahmen des von ihnen erbrachten Sonderopfers für die Gesellschaft eine erheblich längere Zeit im Freiheitsentzug zu erwarten haben. Diese Patienten wirken daher nicht selten aktiv auf eine Erledigung der Unterbringung hin, um schneller in Freiheit zu gelangen (Schalast 2018). Nach Kollmeyer (2013; in Schalast 2018) gilt für das Interesse an der Unterbringung im Erkenntnisverfahren: »Bis zwei Jahre Freiheitsstrafe will sie keiner, ab drei Jahre wollen sie alle, und zwar zunehmend mit Höhe der Strafe.«

## 2.1.3 Schlussfolgerung und Überlegungen der Autoren

Die Zahlen der Stichtagserhebung zeigen, dass die Patienten im Maßregelvollzug keineswegs nur »Kleinkriminelle« sind. Sie verfügen im Mittel über eine hohe Anzahl an Vorstrafen und kommen mit langen Begleitstrafen in die Unterbringung. Viele der Untergebrachten sind in einem Milieu aus Gewalt, Vernachlässigung und Drogenkonsum herangewachsen. Der Suchtmittelkonsum dieser Patienten gehört häufig zu ihrem »Lebensstil«. Die Vorstellung eines unidirektionalen und monokausalen Zusammenhanges zwischen Sucht und Delinquenz wird von der kriminologischen Forschung schon lange nicht mehr gestützt (Kreuzer 2009). Der Substanzkonsum korreliert mit ihren antisozialen Haltungen und Verhaltensweisen, stellt aber immer häufiger keinen kausalen Zusammenhang zu ihrer Delinquenz dar. Die Maßregelvollzugseinrichtungen sind somit vermehrt damit überfordert, den juristischen und gesellschaftlichen Anspruch »aus erheblich entwicklungsgestörten Tätern mit Suchtproblemen durch eine ein- bis zweijährige Behandlung stabile, sozial kompetente Mitbürger werden zu lassen, von denen keinerlei Gefahr mehr ausgeht« (vgl. Schalast et al. 2005). Ein weiteres schwerwiegendes Problem der Maßregelvollzugsbehandlung gem. § 64 StGB ist die hohe Zahl an vorzeitigen Erledigungen mangels Erfolgsaussicht der Behandlung (§ 67d Abs. 5 StGB), welche sich je nach Studie auf circa 50–70 % beläuft (Schalast et al. 2004; Kemper 2008, v. d. Haar 2015; Berthold und Riedemann 2018a). Zum einen stellt das Scheitern einer Behandlung sowohl für den Patienten als auch für die Therapeuten eine frustrierende Erfahrung dar (Westendarp und Hollenberg 2012), zum anderen weisen Therapieabbrecher eine schlechtere Legalprognose auf und werden proportional häufiger erneut mit einschlägigen oder Gewaltdelikten auffällig als die zur Bewährung entlassenen Patienten (Querengässer et al. 2018).

Für eine effektivere und effizientere Behandlung im Maßregelvollzug gem. § 64 StGB erscheint daher eine erneute Reform des § 64 StGB notwendig, mit dem Ziel von 1. passenderen Zuweisungen, 2. veränderten Behandlungsbedingungen und 3. realistischeren Zielsetzungen.

## Literatur

Berthold, D. und Riedemann, C. (2018). Behandeln wir eigentlich (noch) die Richtigen?« Eine retrospektive Betrachtung der Unterbringung gemäß § 64 StGB. In: Forensische Psychiatrie und Psychotherapie (1: 74 - 90). Pabst Verlag.

Berthold, D. und Riedemann, C. (2018a). Stichtagserhebung: Aktuelle Zahlen: Zuweisungen, Behandlungsabbrüche, Patientencharakteristik. Vortrag beim DGPPN-Kongress 2018.

Bundeskriminalamt (BKA). (2010). Polizeiliche Kriminalstatistik Bundesrepublik Deutschland. Berichtsjahr 2009, Wiesbaden. (https://www.bka.de/SharedDocs/Downloads/DE/Publikationen/PolizeilicheKriminalstatistik/pksJahrbuecherBis2011/pks2010.html, Zugriff am: 26.09.2018).

Bundeskriminalamt (BKA). (2017). Kriminalität im Kontext der Zuwanderung. (https://www.bka.de/SharedDocs/Downloads/DE/Publikationen/Jahresberichte UndLagebilder/KriminalitaetImKontextVonZuwanderung/KriminalitaetIm KontextVonZuwanderung_2017.html;jsessionid=9413430874B6E98D3DCCE2977 CCEB1D2.live2302?nn=62336, Zugriff am: 11.01.2019).

Deutsche Hauptstelle für Suchtfragen e.V. (im Jan. 2018). Alkohol. (http://www.dhs.de/datenfakten/alkohol.html, Zugriff am 08.12.2018).

Entorf, H. (2007). Evaluation des Maßregelvollzugs: Grundsätze einer Kosten-Nutzen-Analyse. Nr. 183, Arbeitspapiere des Instituts für Volkswirtschaftslehre, Technische Universität Darmstadt.

Geißler, R. (2008). Der »kriminelle Ausländer« - Vorurteil oder Realität? Zum Stereotyp des »kriminellen Ausländers«. in: IDA – NRW (Hg.): Überblick 1/2008, (14: 3). (http://www.fb1.uni-siegen.de/soziologie/mitarbeiter/geissler/ueberblick_1_08.pdf, Zugriff am: 03.01.2019).

Hartl, C. (2012). Wie erfolgreich ist die Behandlung im Maßregelvollzug nach §§ 63 und 64 StGB? - Eine Untersuchung anhand verschiedener Erfolgsmaße. Inaugural Dissertation. Universität Regensburg. (https://epub.uni-regensburg.de/27198/1/dissertationwinCH.pdf, Zugriff am: 12.01.2019).

Heinz, W. (2014). Entwicklung und Stand der freiheitsentziehenden Maßregeln der Besserung und Sicherung – Werkstattbericht auf Grundlage der Strafrechtspflegestatistiken. (Berichtsstand 2012/2013). Version 1/14. Zugriff unter: http://www.ki.uni-konstanz.de/kis/.

Herpertz, S. & Saß, H. (2003). Persönlichkeitsstörungen. Stuttgart: Thieme Verlag.

Hoffmann, K. & Mielke, R. (2017). § 64 StGB sollte abgeschafft werden - Kontra. In: Psychiat Prax (44: 192-193) Georg Thieme Verlag KG.

Hoffmann, K., Ross, T., Querengässer, J. & Mielke, R. (2013). Indikationen und Erledigungen der Behandlung in der Entziehungsanstalt (§ 64 StGB) - Anregungen aus Baden-Württemberg. Forensische Psychiatrie und Psychotherapie (20: 87-95).

Kemper, A. (2008). Fehleinweisungen in die Entziehungsanstalt. Ergebnisse eines Forschungsprojekts zum Maßregelvollzug gem. § 64 StGB in NRW. Recht und Psychiatrie (26: 15-26).

Kollmeyer, R. (2013). Maßregelvollzug am Limit - § 64 StGB – Wann und wie lang? Hinreichend konkrete Voraussetzungen für eine erfolgreiche Behandlung aus rechtlicher Sicht (?). (https://www.lwl.org/massregelvollzug-download/Abt62/Service/Dokumentationen/OLG-Tagung2013/2013-09-26_Kollmeyer,_Reinhard_OLG-Hamm_Para_64_StGB_Wann_und_wie_lang.pdf, Zugriff am: 12.01.2019).

Kreuzer, A. (2009). Neue Forschungsergebnisse zur Substitution. In: Haller, R. & Jehle, J.-M. (Hrsg.), Drogen - Sucht - Kriminalität (Neue Kriminologische Schriftenreihe (111: 145-163). Mönchengladbach: Forum-Verlag.

Lindemann, V., Querengässer, J., Hoffmann, K. & Ross, T. (2013). Psychiatrische Prognosen für den Behandlungserfolg in einer Entziehungsanstalt (§ 64 StGB) – Ergebnisse einer Gutachterbefragung. Forensische Psychiatrie und Psychotherapie (20: 121-147).

Müller-Isberner, R., Eucker, S., v. Hecker, B., Eusterschulte, B. (2018). »Therapie im Maßregelvollzug« in Therapie psychischer Erkrankungen - State oft the Art 2018. Hrsg: Voderholzer, U., Hohagen, F. 13. Auflage. Elsevier Verlag.

Polizeiliche Kriminalstatistik (2016). (https://www.bka.de/DE/AktuelleInformationen/StatistikenLagebilder/PolizeilicheKriminalstatistik/PKS2016/pks2016_node.html, Zugriff am 12.01.2019).

Querengässer, J., Bezzel, A., Hoffmann, K., Mache, W. & Schiffer, B. (2017). Versorgungsforschung im Maßregelvollzug oder das Stochern im Nebel - Korrespondenzpapier zur Notwendigkeit einheitlicher und besserer Daten. In: Nervenarzt (published online). Springer Medizin Verlag GmbH 2017.

Querengässer, J., Bulla, J., Hoffmann, K. & Ross, T. (2015). Outcomeprädiktoren forensischer Suchtbehandlungen. Eine Integration patientenbezogener und nicht patientenbezogener Variablen zur Behandlungsprognose des § 64 StGB. Recht und Psychiatrie (33: 34-41).

Querengässer, J., Bulla, J., Hoffmann, K. & Ross, T. (2018). Therapieabbruch als Prädiktor erneuter Straftaten. Legalbewährung von Patienten nach Unterbringung gemäß § 64 StGB. Nervenarzt (89: 71-77).

Ross, T., Pfäfflin, F. & Fontano, M.I. (2009). Persönlichkeitsstörungen im Straf- und Maßregelvollzug. In: Psychiatrie (4: 9-14).

Schalast N. (2012). Die gesetzliche Neuregelung der Unterbringung gemäß § 64 StGB und die Kapazitätsprobleme der Entziehungsanstalten. Recht und Psychiatrie (30: 81–90).

Schalast, N. (2018). Bedarf einer erneuten Reform des Rechts der Unterbringung in einer Entziehungsanstalt. (https://www.uni-due.de/imperia/md/content/rke-forensik/projekte/reformbedarf_par64_stgb_2018.pdf, Zugriff am: 10.01.2019).

Schalast, N., Dessecker, A. & v.d. Haar, M. (2005). Unterbringung in der Entziehungsanstalt: Entwicklungstendenzen und gesetzlicher Regelungsbedarf. Recht und Psychiatrie (23: 3-10).

Schalast, N., Frey, M., Boateng, S. & Massau, C. (2016). Ertrag der Unterbringung in einer Entziehungsanstalt gemäß § 64 StGB. Evaluationsstudie zum Vergleich von Maßregelvollzug und Strafvollzug bei suchtkranken Straftätern (Dritter Projektzwischenbericht 2016). Institut für Forensische Psychiatrie: Essen.

Schalast, N., Frey, M., Boateng, S., Demmerling, R. & von der Haar, M. (2016). Persönlichkeitsstörungen - unterdiagnostiziert bei Patienten des Maßregelvollzugs gemäß § 64 StGB? Sucht (62 (5): 305-313).

Schalast, N., Mushoff, S. & Demmerling, R. (2004). Alkoholabhängige Patienten im Maßregelvollzug gemäß § 64 StGB. Zwischenbericht für die Deutsche Forschungsgemeinschaft, DFG-Projekt. (https://www.uni-due.de/imperia/md/con tent/rke-forensik/projekte/projektberichtpar64alkoholpatienten2004.pdf, Zugriff am: 12.01.2019).

Scherbaum, N. & Specka, M. (2014). Komorbide psychiatrische Störungen bei Opiatabhängigen. In: Suchttherapie (15: 22-28).

Statistisches Bundesamt (2014). Publikationen im Bereich Bevölkerungsstand 2014. (https://www.destatis.de).

Statistisches Bundesamt (2017). Migration in Zeiten des demografischen Wandels. (https://www.destatis.de/DE/ZahlenFakten/GesellschaftStaat/Bevoelkerung/Migra tionIntegration/Migrationshintergrund/Tabellen/MigrationshintergrundAlter. html, Zugriff am: 04.12.2018).

Statistisches Bundesamt (2017a). Bevölkerung in Privathaushalten nach Migrationshintergrund und Bundesländern. (https://www.destatis.de/DE/ZahlenFakten/ _Querschnitt/DemografischerWandel/DemMigration.html, Zugriff am: 04.12. 2018).

Steinert, T. (2017). § 64 StGB sollte abgeschafft werden - Pro. In: Psychiat Prax (44: 190-191). Georg Thieme Verlag KG.

von der Haar, M. (2015). Stichtagserhebung im Maßregelvollzug nach § 64 StGB Jahrgang 2014. Eigenverlag Fachabteilung Bad Rehburg. Rehburg-Loccum.

Westendarp, A. M. & Hollenberg, S. (2012). § 67 d Satz 5 StGB – Erledigung der Unterbringung in einer Entziehungsanstalt – Gedanken zum Thema. Forensische Psychiatrie und Psychotherapie (19: 318-331).

Wohlsperger, C. (2016). Maßregelvollzug – Was ist das? (https://www.ndr.de).

## 2.2 Ergebnisqualitätsmessung Bayern

*Adelheid Bezzel*

### 2.2.1 Einleitung

Ob man im Maßregelvollzug (MRV) arbeitet oder als Patient[5] untergebracht ist – bei aller Unterschiedlichkeit bleibt doch eine Gemeinsamkeit: das negative Image. Die Arbeit gilt als schwierig, sogar gefährlich, die Therapie als (zu) langwierig, der Erfolg wird angezweifelt: »nothing works«! 2001 waren es u. a. diese Aspekte, die die Forensische Klinik in Regensburg bewogen, systematisch Daten zusammenzutragen – auch aus der Zeit nach der Entlassung aus dem MRV. Die Ergebnisse überraschten, zeigten sie doch ein anderes, differenzierteres Bild; und sie eröffneten der Klinik neue Wege der Konzeptentwicklung, der (internen und externen) Öffentlichkeitsarbeit etc. Die ermutigenden Erfahrungen führten 2010 zur Gründung des Instituts für Qualitätsmanagement im MRV (IFQM) durch den Zentralen Steuerungsausschuss MRV, das für alle forensischen Kliniken tätig ist. Auch die bayernweiten Ergebnisse legen ein Überdenken der pessimistischen Einschätzung nahe: Ein kriminalitätsferneres und weitgehend suchtmittelfreies bzw. -kontrolliertes Leben mit und nach der Therapie im MRV ist ein erreichbares Ziel.

### 2.2.2 Datenerfassung: ökonomisch – praxisrelevant – ganzheitlich

**Methode**

Die bayerische Ergebnisqualitätserfassung ist eine akten- und interviewbasierte Verlaufserhebung. Drei wesentliche Aspekte der Outcomeforschung

---

5 Zur Vereinfachung und angesichts der Tatsache, dass die Mehrzahl forensischer Patienten Männer sind, wird geschlechterübergreifend die männliche Schreibweise verwendet.

werden berücksichtigt: Identifikation moderierender Variablen, zeitliche Dimension und Betroffenenperspektive. Die Einbeziehung des Patienten ist zentrales Element und erlaubt eine Einschätzung von Zufriedenheitswerten, Sozialvariablen und behördlich unentdeckt Gebliebenem. Angaben externer Stellen ergänzen bzw. korrigieren die Patienten-Informationen – das doppelgleisige Vorgehen ermöglicht einen hohen Informationsgrad sowie Validitätskontrolle[6].

Eingesetzt werden am IFQM entwickelte Fragebögen zur Erfassung von Anamnese-, Therapie- und poststationären Variablen – hier interessieren primär Delinquenz und Krankheitsentwicklung, zudem Aspekte der sozialen Integration. Die Organisation der Datenerhebung wie auch eine potentielle Erweiterung mit klinikspezifischen Variablen obliegt den Kliniken[7]. Damit können die Datenerhebung in das Qualitätsmanagement der Klinik eingebettet und die Ergebnisse praxisrelevant (Öffentlichkeitsarbeit, Konzeptentwicklung, Mitarbeiterfeedback etc.) genutzt werden.

**Limitationen**

Die Wahl eines pragmatischen, klinikorientierten Ansatzes hat limitierende Folgen: kurze time-at-risk (tar), Ungenauigkeit (Anzahl der an der Datenerhebung beteiligten Personen), Selektionseffekte durch Ausschluss von Therapieabbrechern beim follow-up bzw. aufgrund Nichteinwilligung und Nichtteilnahme der Probanden (Datenschutzauflagen bei trägerübergreifenden Erhebungen). Während die beiden ersten Aspekte durch auch andernorts bestätigte Erkenntnisse bzw. umfassende Informations- und Prüfvor-

---

6 Zur Beantwortung der kritischen Frage nach Gültigkeit der Patientenangaben dient der Quellenvergleich. Die Übereinstimmungen zwischen Patienten- und Fremdangaben liegen bei über 90 % (s. u. a. Bezzel et al. 2017); berücksichtigt man die Kritik an reinen BZR-Studien (s. die Regensburger Analyse der Glaubhaftigkeit forensischer Patienten von Hartl [2010, 2012]), kann man festhalten, dass die Methodik einen ausreichenden Informationsgrad hervorbringt bzw. BZR-Daten kaum zur Erkenntnissteigerung beitragen.

7 Alle 14 bayerische Maßregelvollzugseinrichtungen sind beteiligt, aufgrund der veränderten Konzeption (bis 2019 Spezialklinik, s. ZBFS 2017) erst ab 2020 BKH Straubing

gänge durch das IFQM in ihrem Potential entkräftet werden können, bleibt der dritte Aspekt (noch) nicht bearbeitet – zumindest in der bayernweiten Datenerhebung. Dem Einwand von Endres, Breuer und Stemller (2016: verzerrender Aspekt von Therapieabbrüchen für Effektivitätsstudien) kann aber entgegengehalten werden, dass es sich in der vorliegenden Analyse primär um die Erfassung der efficacy (Leistungsfähigkeit) geht und daher – zugunsten der Datenerhebungsökonomie – die Einschränkung akzeptiert werden kann. Zudem hat das IFQM auch die Möglichkeit, auf die Regensburger Daten, die sehr viel umfassender erhoben werden (z. B. inkl. katamnestische Erfassung der Therapieabbrecher), zurückzugreifen, um diese Limitation zu relativieren. Die datenschutzrechtliche Vorgabe (Einwilligung der Probanden) bleibt in ihrer limitierenden Auswirkung zumindest für die trägerübergreifende Erhebung bestehen und benötigt u. U. Lösungsansätze von gesetzgeberischer Seite (s. a. Dahle & Lehmann 2016).

### 2.2.3 Stabile Brückenpfeiler, aber mit unterschiedlicher Stärke ($SP_{Bayern}$)

**Stichprobe 1: $SP_{Bayern}$**

Die Stichprobe 1 umfasst Probanden (Pbn), die 2010 bis 2016 aus dem bayerischen Maßregelvollzug nach vollendeter Therapie entlassen (t0; gem. § 67 d Abs. 2 oder 4 StGB) *und* ein Jahr später (t1) katamnestiziert wurden. Beide Erfolgsmaße (Legalbewährung & Gesundheit) werden konservativ[8] berechnet ($N_{Bayern} = 1235$ Pbn[9]).

Die größte Gruppe bilden Drogenabhängige (22,5 % primärdiagnostisch alkoholabhängig). Entsprechend dominieren BtMG-Verstöße die Indexdeliktverteilung (Def.: schwerwiegendstes Delikt), nur 28,8 % sind Gewalttäter[10]. Die Gesamtdauer der Unterbringung (Def.: Aktualität

---

8 Def. »konservativ«: bei Unstimmigkeiten beider Quellen wird die ungünstigere Aussage gewertet, eine Verweigerung der Itembeantwortung durch den Pb wird negativ definiert und codiert.
9 Einschlusskriterien: Entlassung in Freiheit, Einverständnis, Teilnahme t0
10 Aggregiert: Tötung, Körperverletzung, Raub/Räuber. Erpressung, Sexualdelikt

(rechtskräftiges Urteil) des § 64 StGB unabhängig vom Vollstreckungsort) beträgt 26 Monate (*min: 5, max: 85*, Median = 25.00, *SD* = *9.450*). Bei Entlassung sind die Probanden 35 Jahre alt (*min: 18, max: 71*, Median = 34.00, *SD* = *8.747*). Der Mehrheit gelingt die berufliche Eingliederung (56,1 % sozialversicherungspflichtig in Vollzeit beschäftigt); die zweite große Gruppe arbeitet in Teilzeit oder ist in Ausbildung, weitere haben Minijobs oder es müssen arbeitstherapeutische Übergangslösungen gefunden werden. 10 % werden in Erwerbslosigkeit entlassen. Komplementäre Einrichtungen spielen kaum eine Rolle: 83,3 % wohnen alleine oder mit der Familie; 45,6 % der Therapiebeender sind in Partnerschaft oder verheiratet.

Eine differenzierte Analyse der bayernweit erhobenen Daten zeigt einige typische Frauenmerkmale (n = 123, 10 %): selten alkoholabhängig, andere Deliktverteilung. Während Frauen v.a. durch BtMG-Taten imponieren, liegt der Gewaltanteil bei Männern höher (30,2 vs. 16,4 %; signifikanter, aber schwacher Zusammenhang Tat und Geschlecht: $K^+$=.123, $p$ <.05). Meist sind die Patientinnen deutlich länger im MRV – ein mit der Behandlung in einer spezialisierten Klinik und entsprechender Entlassungsverlegung zusammenhängendes Merkmal. Der Übergang in eine forensische Nachsorge hat mehr Hürden: Kein Kontaktaufbau zum Bewährungshelfer, eher auch komplementäre Weiterversorgung (therapeutische WGs), Neigung zu prekärer Beschäftigung.

### Brückenpfeiler I: Soziale Integration

Über 50 % sind beim follow-up auf dem 1. Arbeitsmarkt beschäftigt (meist in Vollzeit). Der Anstieg der Erwerbslosenquote (von 10 auf 19,8 %) trübt das positive Wiedereingliederungsergebnis. Es besteht ein enger Zusammenhang zwischen Arbeit bei Entlassung und nach einem Jahr ($K^+$=.744, $p$<.05), d. h., die bei Entlassung gestellten Weichen scheinen tragfähig – positiv für »normal« Arbeitende und Auszubildende, negativ für Erwerbslose, bei denen fast 50 % dauerhaft ohne Arbeit sind. Auch im Bereich Wohnen zeigt sich eine gewisse Stabilität, da der Anteil derer, die selbständig in eigener Wohnung bzw. mit der Familie ohne weitere therapeutische Unterstützung leben, mit 87,7 % auch im follow-up hoch bleibt. Etwa ein

Drittel intensivieren ihr Kontaktverhalten, nach einem Jahr steigt die Partnerschaftsquote auf 57 %.

Frauen haben auf dem beruflichen Feld zwar wenig Entwicklungsmöglichkeiten, aber im Bereich Wohnen sind sie gut in der Lage, aus der Übergangslösung einer komplementären Einrichtung in die Selbständigkeit zu wechseln. Die ambulante Nachsorge kann oft auf 1-2 Treffen im Monat reduziert werden.

### Brückenpfeiler II: Suchtmittelabstinenz/-kontrolle

Als *abstinent bzw. abstinent nach Rückfall*[11] werden zu t1 67,9 % eingestuft, 25,5 % sind rückfällig, 6,6 % werden substituiert. Drogen- und Alkoholabhängige unterscheiden sich nicht ($p>.05$). Ein Drittel der Rückfälligen muss als Dauerkonsument bezeichnet werden. Der erste Rückfall erfolgt im Schnitt vier Monate nach Entlassung (*min: 0, max: 16*, Median = 3.00, $SD = 3.320$). Illegale Drogen sind meist Präferenzsuchtmittel (44,9 %), bei weniger als einem Drittel kann keine Substanz als dominant differenziert werden (Mischkonsum inkl. Alkohol), weniger als ein Viertel wird mit Alkohol rückfällig. Die Hauptsuchtgruppen unterscheiden sich ($K^+=.426$, $p<.05$). Alkoholiker werden zu 62,4 % mit Alkohol rückfällig, dagegen kommt es bei Drogenabhängigen vermehrt zu Verschiebungen: 50,2 % bleiben bei ihrer Substanz, immerhin 46,3 % konsumieren später Alkohol in bedenklichen Mengen[12].

Ehemalige Patientinnen sind signifikant besser in der Lage, suchtmittelfrei zu leben (67 % vs. 77 % abstinent, $p<.05$). Für Frauen ist insbesondere eine beständige Partnerschaft von positivem Einfluss ($p<.05$), für Männer hat dieser Faktor keine Relevanz. Geschlechtskongruent protektiv sind: geringe Vorstrafenbelastung, keine Rückfälligkeit in der Therapie oder Tätigkeit auf dem 1. Arbeitsmarkt.

---

11 Trichotomisiert: abstinent/abstinent nach Rückfall mit mehrmonatiger stabiler Phase, rückfällig, substituiert (aktuell)
12 Definitionshinweis: Konsum von Alkohol wird nur dann als Rückfall gewertet, wenn im Zuge der Suchttherapie problematisiert und/oder mit einer Abstinenz-Weisung als zu beachten eingestuft.

## 2.2 Ergebnisqualitätsmessung Bayern

### Brückenpfeiler III: Legalbewährung

Zur *Legalbewährung*[13] kann in Kombination von Eigen- und Fremdangabe (konservativ) eine positive Quote von 80,9 % ermittelt werden. Die häufigsten Delikte sind BtMG-Verstöße, Weisungsverstöße und Sonstige (mit geringer Deliktschwere). Die Rückfallgeschwindigkeit (Monate nach Entlassung) ist hoch (*min: 0, max: 14,* Median $= 5.00$, $SD = 3.454$), 13,8 % der Auffälligen werden sofort nach Entlassung straffällig. Suchtdiagnoseunterschiede können nicht extrahiert werden ($p>.05$). Auch bzgl. Straftatfreiheit haben Frauen bessere Erfolge! Sie werden prozentual weniger häufig straffällig (12,2 vs. 19,8 %; $p<.05$) – zudem mit geringerer Deliktschwere (Weisungsverstöße, gefolgt von BtMG-Verstößen, Verkehrs- oder Eigentumsdelikten), was sich wiederum auch in der Sanktionsqualität und -quantität spiegelt: Nur etwa die Hälfte der delinquenten Frauen werden strafrechtlich sanktioniert (vs. 80 % der rückfälligen Männer). Die Suche nach Einflussfaktoren zeigt lediglich geschlechtskongruente Aspekte: Abstinente Lebensweise und selbständiges Wohnen.

Über zwei Drittel der MRV-Patienten sind in der Lage, nach einem Jahr in Freiheit weitgehend stabil und im Sinne des gesetzlichen Auftrages »gebessert« (legalbewährt) zu leben (▶ Abb. 2.9). Auch muss erneuter Konsum nicht zwangsläufig ein Abrutschen in die Delinquenz bedeuten. Er bleibt aber riskant: Beide Erfolgskriterien hängen statistisch signifikant zusammen ($K^+=.424$, $p<.05$: Abstinente bleiben zu 93,2 % legalbewährt, Rückfällige nur zu 50,8 %), zudem haben Suchtmittelrückfälle das Potential, Vorläufer erneuter Delinquenz zu sein (Vergleich der Rückfallzeitpunkte).

---

13 Def. Legalbewährung: jegliches strafrechtlich relevante Verhalten unabhängig von der behördlichen Erfassung/Verfolgung (unabhängig von der Quelle!)

Teil 2 Bestandsaufnahme

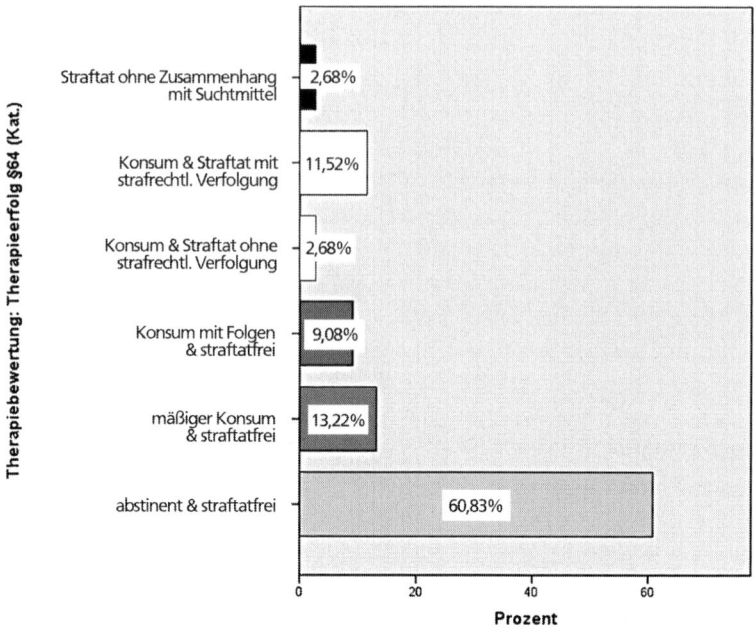

Abb. 2.9: Therapiebewertung zum follow-up

## 2.2.4 Wenn die Brückenpfeiler bei Entlassung fehlen (SP$_{Regensburg}$)

**Therapieabbrecher nach Haft: Spezial-Stichprobe 2 aus der Regensburger Klinik (SP$_{Regensburg}$)**

Die sog. Katamneseerhebung an der Regensburger Fachklinik (medbo) ist Vorläufer der bayernweiten Datenerhebung IFQM und fächert die Datenerhebung weiter auf, so dass z. B. seit 2006 katamnestische Daten auch von sog. Therapieabbrechern (gem. § 67 d Abs. 6 StGB) ein Jahr nach Haftentlassung untersucht werden können. Die hier berichtete Spezial-Stichprobe (SP$_{Regensburg}$) mit bewährungs- (62,5 %) bzw. höchstfristentlassenen (4,3 %) und »abgebrochenen« Patienten (33,2 %) mit Entlassungsbefragung und 1-Jahres follow-up umfasst 859 Patienten (Entlassjahr 2006-2017)[14].

## Soziale Integration im ersten Jahr nach Therapie vs. Haft (SP_Regensburg)

Nach einem Jahr in Freiheit (nach Therapie bzw. Haft[15]) unterscheidet sich die Lebenssituation deutlich: Während 46,2 % der Therapiebeender auf dem 1. Arbeitsmarkt in Teil- oder Vollzeit arbeiten, ist dies nur 27 % der Haftentlassenen möglich. Die fehlende berufliche Wiedereingliederung erweist sich als schwer aufholbar: Über die Hälfte bleibt auch nach einem Jahr ohne Arbeit bzw. verliert eine nach Haft angetretene Arbeitsstelle innerhalb kurzer Zeit; bei regulär Entlassenen sind nur ¼ ohne Arbeit (27 % vs. 52,5 %, $\chi^2(743)=98.794$, $p<.001$). In Folge dessen wird auch die wirtschaftliche Situation divergent eingeschätzt: 18,9 % der Haftentlassenen beschreiben sich finanziell als nicht abgesichert (vs. 9,2 %, $K^+=.137$, $p<.001$).

Das Aktivitätsniveau – gemessen an partnerschaftlichen Kontakten – ist ebenso unterschiedlich: Mehr als 50 % der in der Therapie Gescheiterten leben als Single, Therapieentlassene dagegen können ihr Kontaktverhalten stabilisieren bzw. ausbauen (der Partnerschaftsanteil steigt im ersten Jahr von ½ auf ⅔) – d. h., der bereits bei Entlassung aus dem MRV festgestellte signifikante Unterschied in der sozialen Aktivität ($\chi^2(822)=107.395$, $p<.001$) bleibt bestehen.

---

14 Zu den unterschiedlichen Kennzeichen der Subgruppen (Deliktart, Vorstrafenbelastung, Migration, Bildung) sei auf Vorläuferauswertungen aus der Regensburger Klinik verwiesen (Bezzel 2009, Hartl et al. 2015). Zudem muss den Vergleich in seiner Aussagekraft einschränkend auf die Besonderheit der Abbrechergruppe i.S. einer Negativselektion hingewiesen werden.

15 99 % der Subgruppe der Therapieabbrecher sind aus dem MRV in Haft überstellt worden; die anschließende Haftzeit umfasst bei > zwei Drittel bis zu zwei Jahren.

## Umgang mit Suchtmitteln im ersten Jahr nach Therapie vs. Haft (SP_Regensburg)

Haftentlassenen fällt es signifikant schwerer, nicht in alte Konsummuster zurückzufallen ($K^+=.279$, $p<.001$; ▸ Abb. 2.10). Die vergleichsweise hohe Rückfallquote bei Höchstfristentlassenen deutet auf die Schwierigkeiten dieser speziellen Subgruppe bzgl. Therapieerreichbarkeit hin.

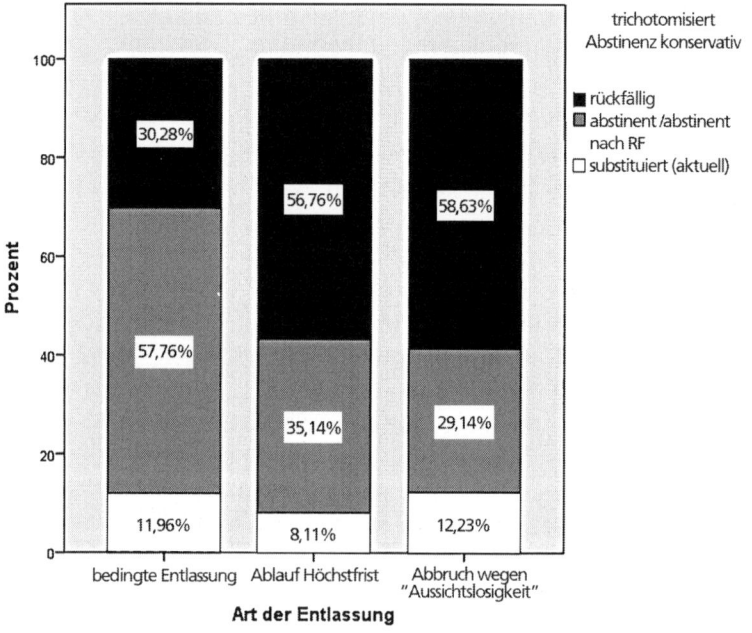

Abb. 2.10: Umgang mit Suchtmitteln, follow-up, SP_Regensburg

Fast die Hälfte der rückfälligen Haftentlassenen setzt ihr in Haft praktiziertes Konsumverhalten fort (Drogen: >⅓ THC, ⅔ Opioide bzw. missbräuchlich Medikamente; Alkohol: < ¼). In Übereinstimmung dazu bewerten nur 18 % der Betroffenen ihr Konsummuster im ersten Freiheitsjahr als verändert (i.S. einer Verengung), dagegen aber 58,6 % der Bewährungsentlassenen und immerhin 32 % der sog. Höchstfristlern ($K^+=.365$, $p<.001$).

## 2.2 Ergebnisqualitätsmessung Bayern

Ebenso unterscheiden sich die Angaben zu Rückfallauslösern: Während Therapierte oft von emotionalen Belastungssituationen sprechen (35,3 %), können fast ¼ der rückfälligen Therapieabbrecher keinen spezifischen Auslöser differenzieren. 18,3 % geben an, keine Abstinenzmotivation (mehr) zu haben (vs. 11,6 % der rückfälligen Therapiebeendern: $K^+=.243$, $p<.05$). Neben motivationalen und lebenssituativen Aspekten mag das jüngere Alter von Therapieabbrechern ein Risikofaktor sein (vgl. Bezzel et al. 2017): Abbrecher sind gut drei Jahre jünger als Bewährungsentlassene (31.38 J. vs. 33.85; $t(833)=4.207$, $p<.001$).

### Delinquenz im ersten Jahr nach Therapie vs. Haft (SP$_{Regensburg}$)

Die drei Untersuchungsgruppen unterscheiden sich ($K^+=.296$, $p<.001$): während erfolgreich therapierte Probanden die Stabilität auch nach einem einjährigen Beobachtungszeitraum mittels positiver Legalbewährung unterstreichen (412 von 533 Pb), ist dies Probanden mit problematischem Therapieverlauf (20 von 37 mit Höchstfristentlassung) bzw. -abbruch (128 von 277 Therapieabbrechern) nicht in diesem Ausmaß möglich (▶ Abb. 2.11).

Dass die Situation von Haftentlassenen häufig bedenklicher ist, darauf weist das stärkere Vertuschungsbestreben der Befragten. Während bedingt Entlassene zu 94,6 % in ihren Angaben mit der Fremdquelle übereinstimmen (Validitätsabschätzung), ist dies nur bei 85,4 % der Therapieabbrecher der Fall (signifikanter, aber schwacher Zusammenhang: $K^+=.140$, $p<.05$), so dass die Schere der Legalbewährungsquoten in realiter größer sein wird.

Einen Hinweis auf die unterschiedliche Qualität des Deliktverhaltens gibt die Analyse der Sanktionierung. Bei ⅓ der straffällig gewordenen Therapiebeender kommt es nicht zu einer juristischen Konsequenz (eingestellt, nicht angezeigt etc.), dies ist nur bei 10 % der negativ legalbewährten Haftentlassenen der Fall ($K^+=.334$, $p<.001$). In dieser Gruppe überwiegen Verurteilungen zu Freiheitsstrafen (39,6 % der Deliktrückfälligen). Die Liste der begangenen Delikte bei Haftentlassenen wird dominiert von Eigentumsdelikten, BtMG-Verstößen, sonstigen Delikten; knapp ¼ geben auch Körperverletzungen an – bei Bewährungsentlassenen dagegen v.a. Delikte mit minderer Schwere (sonst), BtMG-Verstöße, Eigentumsdelikte.

Teil 2 Bestandsaufnahme

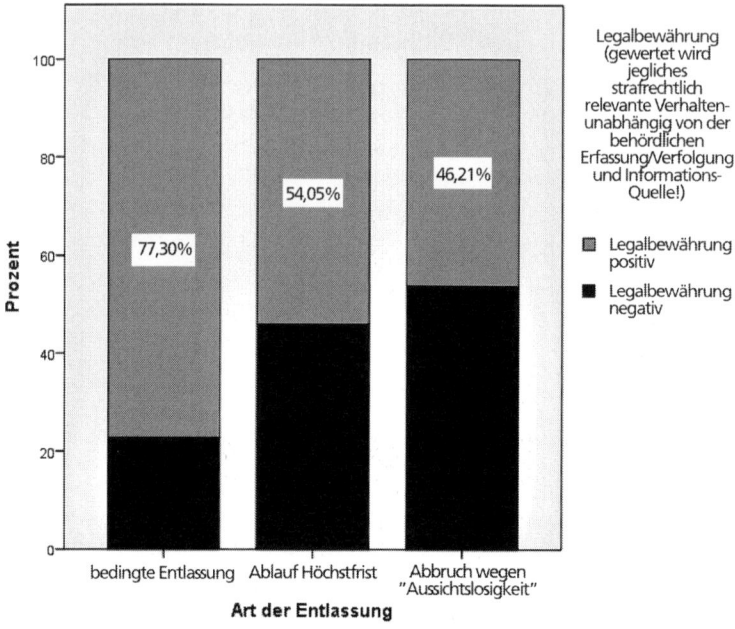

**Abb. 2.11:** Legalbewährung im ersten Jahr nach Therapie oder Haft, follow-up, SP$_{Regensburg}$

Vergleichbar sind die Umstände der erneuten Straffälligkeit. Es gibt keinen Unterschied im Zeitpunkt der Straffälligkeit nach Entlassung aus Haft oder MRV (Median = 5 Monate, +/−3.686). Ebenso unterscheiden sich die Gruppen nicht in der Frage nach dem Suchtmitteleinfluss: Zwei Drittel stufen diesen als deliktrelevant ein.

Das Korrelat »Alter« (ein Differenzierungsmerkmal beider Gruppen) könnte ähnlich wie bei Abstinenz als erklärender Faktor angeführt werden: Wer jünger ist, hat ein höheres Rückfallrisiko.

## 2.2.5 Diskussion

Der MRV baut den Patienten eine Brücke in ein »normales Leben« – die Zahlen aus Bayern können dies seit Jahren belegen. Zurecht wird therapeutisch ein Schwerpunkt auf Gestaltung und Erprobung resozialisierender Maßnahmen gelegt (s. Schott 2003). Bei Entlassung aus dem MRV sind die Startbedingungen gut und können in Folge weiter stabilisiert und ausgebaut werden (Stichwort soziale Integration). Fehlt dagegen eine durch Berufstätigkeit geregelte Alltagsstruktur, wird die finanzielle Situation als unsicher oder mangelhaft erlebt, sind Probanden nicht in förderliche partnerschaftliche oder familiäre Zusammenhänge eingebunden, ist kein Abstand zum kriminellen Milieu aufgebaut, bestehen vermehrt Risiken für ein erneutes Abrutschen in Sucht und (u.U. in Folge) Delinquenz. Die Verzahnung von sozialer Integration, Konsum- und Legalverhalten wird insbesondere bei Analyse der Haftentlassungsverläufe von sog. Therapieabbrechern deutlich. Sie haben nicht nur schlechtere Chancen auf Re-Sozialisierung (die Regensburger Kontaktstelle für Haftentlassene (2016) beschreibt die Situation als hoch problematisch: 83% ihrer Klienten haben z.B. keine Arbeitsstelle), sondern werden häufiger und u.U. schwerer delinquent und konsumrückfällig – nicht einmal ⅓ ist in der Lage zur Suchtmittelabstinenz/-kontrolle! Es fehlen den Haftentlassenen Stützen, die auch in Krisensituationen stabilisierend wirken können. Besondere Schwierigkeiten haben Jüngere. Dieser Befund deckt sich mit Straftäterstichproben. In der bundesweiten BZR-Studie weisen Jugendliche mit über 40% die höchste Rückfallrate auf (Jehle et al. 2013). Eine bayerische Erhebung mit Daten aus der bayerischen Vollzugsdatenbank kann ebenfalls zeigen, dass ein Drittel der aus dem Jugendstrafvollzug Entlassenen (tar im Schnitt 22 Monate) re-inhaftiert werden (inkl. U-Haft) und insbesondere junge Straftäter höhere Rückfallquoten haben (Endres, Breuer & Nolte 2016).

Hinweise auf therapeutische Konzeptionsüberlegungen geben neben Altersspezifika auch die geschlechtertypischen Merkmale (Diagnose, Deliktmuster etc.). Interessanterweise werden Frauen länger im MRV behandelt; ob das mit spezifischen therapeutischen Anforderungen und größerem zeitlichen Aufwand zu tun hat oder aus der besonderen bayerischen Klinikverteilung resultiert (Frauenklinik Taufkirchen als bayerische Besonderheit, s. Haverkamp 2016), kann nicht geklärt werden. Die Konsequenzen aus der zentralisierten Behandlungsorganisation müssen aber beim Übergangsmanagement beachtet werden: Komplementäre Einrichtungen werden der selbständigen Wohnung vorgeschaltet, Chancen auf den ersten Arbeitsmarkt sind geringer – trotz besserer Qualifikation (Bezzel et al.

2016). Es scheint der Vorteil heimatnaher Unterbringung (frühzeitiger Kontakt zu nachsorgenden Einrichtungen und behördlichen Stellen, aber auch mehr Möglichkeiten für Ausbildung und berufsfördernden Maßnahmen) in realiter tatsächlich zu fehlen (s. Haverkamp 2016), was auf politischer Ebene in Bezug auf Diskriminierungsverbot und Trennungsgrundsatz bzw. potentielle und auszugleichende Benachteiligung durch spezialisierte Einrichtungen im Strafvollzug zu diskutieren wäre (Morgenstern 2005). Die schlechtere berufliche Ausgangslage verschärft sich im ersten Jahr weiter, Frauen arbeiten auch beim follow-up in wenig fassbaren und abgesicherten Arbeitsverhältnissen. Dennoch wirkt sich dies bei Frauen nicht ungünstig für die Erfolgsquoten aus: Sie leben im ersten Jahr nach Entlassung stabiler als Männer, sind besser in der Lage, nicht wieder rückfällig oder gar straffällig zu werden! Begehen sie strafrechtlich relevante Taten, werden viele nicht »ertappt«, das Verhalten bleibt ungeahndet oder die Taten sind von minderer Deliktqualität – keine Rolle spielen daher auch Bewährungswiderrufe. Die Variablen selbständiges Wohnen und Reduktion der ambulanten Nachsorgekontakte können diesen Eindruck der »weiblichen Stabilität« zum Ende des ersten Jahres stützen. Inwieweit die Bewegungen bzgl. Familie/Sozialkontakte allgemein wünschenswerte Kontaktfreudigkeit oder auch sinnvolle, da problementschärfende Trennungen bedeuten, bleibt im Einzelfall zu entscheiden.

Die bayerischen Outcome-Daten zeigen ein durchaus positives Bild – ähnlich wie eine BZR-Studie aus dem Nachbarland Baden-Württemberg. Nach Querengässer et al. (2018) bleiben 79,1 % ohne neuen BZR-Eintrag im ersten Jahr, nach drei Jahren 51,4 %. Die Vergleichbarkeit ist zulässig, da ein Populationsabgleich Konvergenzen herausstellen konnte (Ritter et al. 2018). Bemerkenswert ist die Ergebnisähnlichkeit auch in methodischer Hinsicht, da der IFQM-Methodik eine gewisse Unschärfe aufgrund des Fehlens »harter« Quellen (BZR) nachgesagt wird.

Resümierend lassen die Daten den Schluss zu, dass eine zu Ende geführte MRV-Behandlung den Therapierten ein gutes Rüstzeug mitgibt. Dem Übergang stationär-ambulant kommt eine bedeutende Rolle zu: Es wird dann problematisch, wenn der Proband nur wenige Zeit nach der Therapie wieder zu Suchtmitteln (v.a. bei Mischkonsum) greift. Junge Patienten mit früher Sucht- und Delinquenzprägung haben ein größeres Risikopotential. Besonders schlechte Chancen bestehen für therapeutisch nicht bzw. nicht ausreichend erreichte Suchtpatienten. Auch Querengässer et al. (2018) stellen fest, dass »vorzeitige Beendigungen von Therapien nach § 64 StGB … kriminalprognostisch hoch problematisch [sind], weil sie mit weit überdurchschnittlichen Rückfallquoten einhergehen« (S. 76). Wenn auch die Frage der Effektivität im strengen Sinne unbeantwortet bleiben muss, kann der MRV dennoch als leistungsfähiges Instrument eingestuft werden. Ein stabiles oder stabilisierendes Leben außerhalb der Mauern ist für Patienten, die diesen Weg mit ausreichender Zeit und therapeutischer Unterstützung vorbereitet haben, gut möglich: Über ¾ der therapierten Entlassenen bleiben im ersten Jahr straftatfrei – auch bei sehr enger Definition von Legalbewährung! Ein »lähmender Pessivismus« (Bock 2018, S. 68) im und für den MRV ist ergo nicht angezeigt.

## Literatur

Bezzel A (2009) Therapieabbruch im Maßregelvollzug (§ 64 StGB) – Charakteristika und Prädiktoren. Praxis der Rechtspsychologie 19 (1): 146-153

Bezzel A, Hochstadt M, Mache W & Schlauderer R (2016) Qualitätssicherung im Maßregelvollzug – stationäre Therapie und dann? 5. Bericht mit Auswertungen aus dem Entlassjahr 2014 & Katamnesejahr 2015 (A2016). Unveröffentlichter Bericht zur Vorlage beim ZESAM, Juli 2016

Bezzel A, Hochstadt M, Mache W, Probst T & Schlauderer R (2017) Qualitätssicherung im Maßregelvollzug – stationäre Therapie und dann? 6. Bericht mit Auswertungen aus dem Entlassjahr 2015 & Katamnesejahr 2016 (A2017). Unveröffentlichter Bericht zur Vorlage beim ZESAM, Juli 2017

Bock M (2018) Wenn die »Welt« zur »Anstalt« schrumpft. Ein Beitrag zur kriminalprognostsichen Bedeutung des Haftverhaltens. Forensische Psychiatrie, Psychologie und Kriminologie, 12, 61-72

Dahle K-P & Lehmann R J B (2016) Beiträge der deutschsprachigen forensischen Verhaltenswissenschaft zur kriminalprognostischen Methodenentwicklung. Forensische Psychiatrie, Psychologie und Kriminologie, 10, 248-257. DOI 10, 1007/s11757-016-0389-9. Zugriff am 15.05.2019

Endres J, Breuer M M & Nolte K (2016) Wiederinhaftierung nach Entlassung aus dem Jugendstrafvollzug. Monatsschrift für Kriminologie und Strafrechtsreform, 5, 342-362

Endres J, Breuer M. M. & Stemller M. (2016) »Intention to treat« oder »treatment as received« – Umgang mit Abbrechern in der Forschung zur Straftäterbehandlung. Forensische Psychiatrie, Psychologie und Kriminologie, 10, 45-55. DOI 10.1007/s11757-015-0348-x. Zugriff am 20.05.2019.

Hartl C (2010) Forensische Patienten lügen nicht! Wie glaubhaft sind die Aussagen entlassener Patienten? In Saimeh N (Hg.). Kriminalität als biografisches Scheitern). Bonn: Psychiatrie-Verlag, 237 – 247

Hartl C (2012) Wie erfolgreich ist die Behandlung im Maßregelvollzug nach §§ 63 und 64 StGB? Dissertation: Universität Regensburg http://epub.uni-regensburg.de/27198/1/dissertationwinCH.pdf. Zugriff am 14.05.2019

Hartl C, Schlauderer R, Schlögl C & Mache W (2015) Wie sinnvoll und effektiv ist die Behandlung von suchtkranken Straftätern gem. § 64 StGB? Therapieergebnisse von regulär entlassenen § 64-Patienten verglichen mit denen von Therapie-Abbrechern. Monatsschrift für Kriminologie und Strafrechtsreform 98 (6): 513–526

Haverkamp R (2016) Kriminologische Erkenntnisse zu Frauen im Maßregelvollzug. Vortrag Taukirchen, 23.09.2016.

Jehle J-M, Albrecht H-J, Hohmann-Fricke S & Tetal C (2013) Legalbewährung nach strafrechtlichen Sanktionen: eine bundesweite Rückfalluntersuchung 2007 bis 2010 und 2004 bis 2010. Forum: Mönchengladbach

Morgenstern C (2005) Menschenrechte und internationale Mindeststandards im Frauenstrafvollzug. In F. Dünkel, C. Kestermann & J. Zolondek (Hrsg.): Internationale Studie zum Frauenstrafvollzug. Bestandsaufnahme, Bedarfsanalyse und »best practice« (S. 8-11). University of Greifswald, Department of Criminology

Querengässer J, Bulla J, Hoffmann K & Ross T (2018) Therapieabbruch als Prädiktor erneuter Straftaten. Nervenarzt, 89, 71-77. 71. https://doi.org/10.1007/s00115-017-0386-z. Zugriff am 15.05.2019

Regensburger Beratungsstelle für Straffällige, Gefährdete und Angehörige (2016) Jahresbericht. RBS, Regensburg

Ritter L, Bezzel A, Querengässer J, Bulla J, Kluttig T, Klinger K & Ross T (2018) Maßregelvollzug in Baden-Württemberg und Bayern: Ein Ländervergleich von Patienten des § 64 StGB, Recht & Psychiatrie 36 (4), 218 – 225

Schott M (2003) Zur Versorgungsqualität im Maßregelvollzug. Recht & Psychiatrie, 21 (1), 3-4

Zentrum Bayern Familie und Soziales (2017) Hinweise für untergebrachte Personen im Maßregelvollzug. Bayreuth

# Teil 3 Für und Wider

## 3.1 Bemerkungen auf der Grundlage der Rechtsprechung

*Henning Radtke*

### 3.1.1 Einführung

**Befunde**

Betrachtet man die das strafrechtliche Sanktionsystem betreffenden Reformen der vergangenen rund 20 Jahre, zeigt sich, dass ein nicht geringer Reformanteil die freiheitsentziehenden Maßregeln der Besserung und Sicherung (§§ 63, 64 und §§ 66a-c StGB) erfasste.[16] So ist das Recht der Sicherungsverwahrung (§§ 66a-c StGB) seit 1998 zahlreichen, diese Maßregel auf Anordnungs- und Vollzugsebene erheblich verändernden Gesetzesreformen unterzogen worden.[17] Die Unterbringung in einem psychiatrischen Krankenhaus (§ 63 StGB) hat zwar auf der Ebene der Anordnungsvoraussetzungen lediglich geringe Änderungen erfahren; anders aber die gesetzlichen Regelungen über die gerichtliche Kontrolle des Vollzugs dieser Maßregel, die gravierenden und in der praktischen

---

16 Knapper Überblick bei *Radtke*, in MünchKommStGB, Band 2, 3. Aufl. 2016, Vor § 38 Rn. 13.
17 Siehe wiederum knapp *Radtke*, in MünchKommStGB, Band 2, 3. Aufl. 2016, Vor § 38 Rn. 13.

Umsetzung nicht immer leicht zu handhabenden Veränderungen unterworfen wurden. Die Gründe für die Gesetzesänderungen hinsichtlich der beiden genannten Maßregelformen lagen – bei stark vergröbernder Bewertung – in als defizitär bewerteter einfachgesetzlicher Beachtung verfassungsrechtlicher und/oder völkerrechtlicher Vorgaben des Grundgesetzes (GG) bzw. der Europäischen Menschenrechtskonvention (EMRK). Als Stichwort für das Skizzierte mag das »Abstandsgebot« im Sinne grundgesetzlich erforderlicher Unterschiede in der Ausgestaltung des Freiheitsstrafenvollzugs einerseits und des Sicherungsverwahrvollzugs andererseits genügen.[18]

Zurückliegende Reformen der Unterbringung in einer Entziehungsanstalt gemäß § 64 StGB scheinen dagegen in der Anzahl spärlicher und sachlich weniger weitreichend gewesen zu sein, hatten aber teils ähnliche Gründe wie die Reformen des Rechts der beiden anderen stationären Maßregeln. Die jetzige Fassung von § 64 S. 2 StGB ist verfassungsrechtlichen Erfordernissen geschuldet, nachdem das Bundesverfassungsgericht (BVerfG) den früheren § 64 Abs. 2 StGB, der bestimmte, dass eine Unterbringung in der Entziehungsanstalt zu unterbleiben hatte, wenn eine Entziehungskur von vornherein aussichtslos erschien, für mit Art. 2 Abs. 1 und Abs. 2 S. 2 GG unvereinbar und nichtig erklärt hatte.[19] Mit dem Gesetz zur Sicherung der Unterbringung in einem psychiatrischen Krankenhaus und in einer Entziehungsanstalt vom 16. Juli 2007[20] hat der Gesetzgeber bekanntlich nicht nur den § 64 Abs. 2 StGB a.F. ersetzenden § 64 S. 2 StGB eingefügt, sondern auf der Rechtsfolgenseite die bis dahin zwingende Anordnung bei Vorliegen der Unterbringungsvoraussetzungen (»so ordnet das Gericht … an«) durch eine Sollvorschrift (»so soll das Gericht die Unterbringung … anordnen«) ersetzt. Seine jetzt geltende Fassung hat § 64 S. 2 StGB durch das Gesetz zur Novellierung des Rechts der Unterbringung in einem psychiatrischen Krankenhaus gemäß § 63 des Strafgesetzbuchs und zur Änderung anderer Vorschriften vom 8. Juli 2016[21] erhalten. Durch die Einfügung der Wendung »innerhalb der Frist

---

18 Vgl. BVerfG 109, 133 <166>; BVerfGE 128, 326 ff.
19 BVerfGE 91, 1 ff.
20 BGBl. I S. 1327; dazu *U. Schneider* NStZ 2008, 68; *Schöch*, NStZ 2009, 703.
21 BGBl. I S. 1610.

nach § 67d Abs. 1 S. 1 oder 3« ist klargestellt, dass auch dann eine hinreichende Aussicht auf einen Therapieerfolg prognostiziert werden kann, wenn bereits im Anordnungszeitpunkt eine zwei Jahre übersteigende Therapiedauer zu erwarten ist. Diese Änderung war nicht verfassungs- oder völkerrechtlichen Vorgaben geschuldet. Der Gesetzgeber wollte vielmehr eine unter den Strafsenaten des Bundesgerichtshofs (BGH) bestehende Kontroverse um die Auslegung des früheren Rechts[22] auflösen.[23]

Die aktuell geführte Diskussion um das Recht der Unterbringung von Straftätern in einer Entziehungsanstalt gründet allerdings weder in der Umsetzung verfassungs- bzw. völkerrechtlicher Erfordernisse oder in Rechtsprechungsdivergenzen, sondern offenbar vor allem in Kapazitätsproblemen der Entziehungsanstalten.[24] Die Zahl der auf der Grundlage von § 64 StGB Untergebrachten ist in den vergangenen 20 Jahren deutlich gestiegen; sie hat sich gegenüber dem Stand 1996 etwa verdreifacht.[25] Der Anstieg wird offenbar von Veränderungen in der Zusammensetzung der Klientel begleitet. Erneut sehr vergröbernd formuliert und gestützt auf Einschätzungen im Maßregelvollzug Tätiger, scheinen Alkoholabhängige durch Betäubungsmittelabhängige als Maßregelprobanden mehrheitlich abgelöst worden und der Anteil von Untergebrachten mit »Rückhalt im kriminellen Milieu«[26] sowie von solchen mit dissozialen Persönlichkeitszügen scheint gestiegen zu sein. Die skizzierten quantitativen wie qualitativen Veränderungen stellen – höchst nachvollziehbar – die Entziehungsanstalten vor nicht unbeträchtliche Schwierigkeiten und beeinträchtigen die Behandlung von Untergebrachten mit an sich günstigen Therapieaussichten.

Ausgehend von solchen Befunden verwundern Rufe nach (erneuter) Reform der gesetzlichen Regelungen über die strafrechtliche Unterbringung in der Entziehungsanstalt nicht.

---

22 Dazu etwa BGH; Beschluss vom 25. März 2014 - 3 StR 11/14, StV 2015, 219 f.
23 Siehe BT-Drucksache 18/7244 S. 12 und 24 f.
24 Etwa *Querengässer/Ross/Bulla/Hoffmann* NStZ 2016, 508 ff.; *Schalast* NStZ 2017, 433 ff.
25 *Querengässer/Ross/Bulla/Hoffmann* NStZ 2016, S. 508; *Schalast* NStZ 2017 S. 433 jeweils m.w.N.
26 *Schalast* NStZ 2017 S. 433 (438).

**Vorgehen**

Die nachfolgenden Erwägungen legen die referierten Einschätzungen einer insgesamt zu großen Zahl gemäß § 64 StGB Untergebrachten und einer zur Erreichung der Ziele des Maßregelvollzugs problematisch zusammengesetzten Klientel als gegeben zugrunde. Um Ansätze zu möglichen Reformen der gesetzlichen Regelungen über die Unterbringung in der Entziehungsanstalt einordnen und bewerten zu können,[27] bedarf es zunächst der Suche nach möglichen Ursachen für die beschriebenen Entwicklungen. Sollten sich Ursachen identifizieren lassen, können Reformvorschläge daraufhin bewertet werden, ob sie an diesen Ursachen ansetzen und zur Überwindung der derzeit bestehenden Herausforderungen des Vollzugs der Maßregel des § 64 StGB beitragen können. Solche Bewertungen vermag ich nur deshalb vorzunehmen, weil es derzeit keine laufenden Gesetzgebungsverfahren zum Maßregelrecht gibt. Eigene Anregungen zu möglichen Reformen werden im Hinblick auf die richterliche Tätigkeit nicht erfolgen. Verfassungsrechtliche Einschätzungen im Text beruhen ausschließlich auf der Grundlage vorhandener Rechtsprechung des BVerfG.

### 3.1.2 Ursachensuche

Ursachensuche im hier interessierenden Kontext meint das Unterfangen, Umstände zu identifizieren, denen mit einer gewissen Plausibilität Bedeutung für den empirisch belegten Anstieg der Zahl auf der Grundlage von § 64 StGB Untergebrachter sowie für die Veränderungen in deren Zusammensetzung zugeschrieben werden darf. Solche Umstände können in der Konzeption des Gesetzes als solcher aber auch und vor allem in der tatsächlichen Handhabung des geltenden Rechts durch die dafür zuständigen Strafgerichte liegen. Dass die nachstehend erörterten Umstände Ursachen sind, beruht auf subjektiver Einschätzung, nicht auf mit den Mitteln empirischer Sozialwissenschaften durchgeführter Untersuchungen, etwa Befragungen der Richterschaft an Strafgerichten in der tatgerichtlichen und

---

[27] Zu solchen *Querengässer/Ross/Bulla/Hoffmann* NStZ 2016, S. 508; *Schalast* NStZ 2017 S. 433

revisionsgerichtlichen Instanz. Die subjektive Einschätzung gründet auf den während mehrjähriger Tätigkeit als Revisionsrichter gewonnenen Eindrücken und Erkenntnissen einerseits sowie der wissenschaftlichen Beschäftigung mit dem Recht der stationären Maßregeln anderseits.

Vier Umstände scheinen mir für den Anstieg der Anzahl in der Entziehungsanstalt auf strafrechtlicher Grundlage Untergebrachter bedeutsam zu sein:

- Besonderheiten der Unterbringung in der Entziehungsanstalt als – regelmäßig zu einer Freiheitsstrafe hinzutretende – freiheitsentziehende Maßregel im Vergleich zu den beiden weiteren stationären Maßregeln.
- Die bei der Maßregel des § 64 StGB jedenfalls bei daneben verhängten längeren Freiheitsstrafen wegen der über § 67 Abs. 5 S. 1 (i. V. m. Abs. 2 S. 2 und 3) StGB eröffneten Möglichkeit, deren Vollzug bereits zum Halbstrafenzeitpunkt bewährungsweise auszusetzen, begünstigt eine verbreitete Einschätzung, diese Maßregel sei – entgegen ihrem Rechtscharakter, eigenständige freiheitsentziehende Maßregel zu sein – für den Angeklagten letztendlich günstig.
- In der Rechtsprechung der Strafgerichte lässt sich eine Neigung beobachten, an die in § 64 StGB zentrale materielle Anordnungsvoraussetzung »Hang, alkoholische Getränke oder andere berauschende Mittel im Übermaß zu sich zu nehmen,« weit zu verstehen und damit den Anwendungsbereich der Maßregel in großem Umfang zu eröffnen.
- Über die erleichterte Annahme des Hangs hinaus, werden auch die übrigen Anordnungsvoraussetzungen des § 64 StGB anordnungsfreundlich ausgelegt.

Jedenfalls in der Kumulation aller Umstände dürfte eine ausreichende Erklärung für die Befunde über die tatsächlichen Verhältnisse des Vollzugs der Maßregel des § 64 StGB zu finden sein.

## Besonderheiten der Rechtsnatur der Unterbringung in der Entziehungsanstalt

Die Unterbringung eines Straftäters in einer Entziehungsanstalt nach § 64 StGB ist ein Eingriff in die von Art. 2 Abs. 2 S. 2 GG gewährleistete »Freiheit der Person«. Einschränkungen der Freiheit der Person dürfen nur aus besonders gewichtigen Gründen erfolgen.[28] Solche besonders gewichtigen, die Entziehung der Freiheit damit verfassungsrechtlich legitimierenden Gründe sind sowohl die »unabweisbaren Bedürfnisse einer wirksamen Strafrechtspflege« als auch der »Schutz der Allgemeinheit«.[29] Der letztgenannte Grund ist zentral für die Legitimität der Maßregel des § 64 StGB als solcher und – bei Vorliegen ihrer einfachgesetzlichen Voraussetzungen – für die Berechtigung der Unterbringung eines einzelnen Straftäters in der Entziehungsanstalt. Sowohl die Anordnung als auch der Vollzug einer freiheitsentziehenden Maßregel finden ihre verfassungsrechtliche Rechtfertigung im Sicherungsbedürfnis der Allgemeinheit[30] und können zum Schutz von Grundrechten wie des Lebens oder der Gesundheit in Wahrnehmung der dem Staat obliegenden Schutzpflicht aus Art. 2 Abs. 2 S. 1 GG sogar verfassungsrechtlich geboten sein.[31] Gegen einen Straftäter dürfen freiheitsentziehende Maßregeln, damit auch die Unterbringung in der Entziehungsanstalt, lediglich dann angeordnet und anschließend vollzogen werden, wenn das Interesse der Allgemeinheit an der unbeeinträchtigten Nutzung der den Einzelnen zustehenden Rechtsgüter das Freiheitsinteresse des von der Maßregel Betroffenen überwiegt.[32] Die freiheitsentziehenden Maßregeln beruhen damit auf dem Grundgedanken des Notstands, dem Prinzip des überwiegenden Interesses.[33] Bei der Abwägung zwischen den durch den prognostisch als gefährlich bewerteten Täter bedrohten Interessen einerseits und dessen Freiheitsrechten andererseits ist auf Seiten des Täters das erhebliche Gewicht des mit der Anordnung und vor allem dem Vollzug der Unterbringung in der Entziehungsanstalt verbundenen Grundrechtseingriffs in den Blick zu nehmen. Dieses Ge-

---

28 BVerfGE 35, 185 <190>; BVerfGE 45, 187 <223>; BVerfGE 130, 372 <388>; stRspr.
29 BVerfGE 130, 372 <388> mwN.
30 BVerfGE 91, 1 <27>; BVerfGE 109, 133 <174>; BVerfGE 130, 372 <389>.
31 BVerfGE 130, 372 <389>; vgl. auch BVerfGE 109, 190 <326>.
32 *Radtke*, GA 2011, 636 (644).
33 *Radtke* ZStW 113 (1998), S. 297 (298 f.), *ders.* GA 2011, 636 (643); siehe auch BVerfGE 109, 133 <173 f.> sowie *B. D. Meier*, Strafrechtliche Sanktionen, 4. Aufl., 2015.

## 3.1 Bemerkungen auf der Grundlage der Rechtsprechung

wicht resultiert nach der Rechtsprechung des BVerfG nicht allein aus dem Freiheitsentzug als solchem, sondern auch daraus, dass der mit der Maßregel Belegte »einer auf die Behebung nicht zuletzt psychischer Fehlhaltungen unterworfen wird, deren Erfolg zudem nicht als gewiß gelten kann.«[34]

Das Ziel, die Allgemeinheit vor zukünftiger erwarteter Straftatbegehung durch prognostisch als gefährlich bewertete Straftäter zu schützen,[35] teilt die Unterbringung in der Entziehungsanstalt mit den beiden anderen stationären Maßregeln, der Unterbringung in einem psychiatrischen Krankenhaus nach § 63 StGB und der Sicherungsverwahrung (§ 66-66c StGB). Allerdings verfolgen die genannten Maßregeln unterschiedliche Wege zum Ziel. Das gesetzgeberische Konzept des § 64 StGB besteht im Schutz der Allgemeinheit mittels Behandlung des Untergebrachten.[36] Der Vollzug der Unterbringung muss darauf ausgerichtet sein, den suchtmittelabhängigen Untergebrachten von seinem Hang zum übermäßigen Suchtmittelkonsum zu heilen und die »diesem Hang zugrundeliegende Fehlhaltung zu beheben«.[37] Da der angestrebte Schutz der Allgemeinheit vor aufgrund Suchtmittelabhängigkeit gefährlichen Straftätern mittels Überwindung deren Abhängigkeit, die sich bei vergangenheitsbezogener Betrachtung als (eine) Quelle der Straffälligkeit des Betroffenen erwiesen hat (Symptomcharakter der Anlasstat),[38] bewirkt werden soll, erfordert die Anordnung der Maßregel des § 64 StGB verfassungsrechtlich zwingend die hinreichend konkrete Möglichkeit eines Therapieerfolges. Das gewährleistet einfachgesetzlich die Therapieerfolgsklausel in § 64 S. 2 StGB. Das Gesetz lässt als Therapieerfolg außer der Heilung bereits genügen, den Untergebrachten über einen längeren Zeitraum vor dem Rückfall in den Hang zu bewahren. Die Möglichkeit, einen Therapieerfolg in dem vorgenannten Sinne zu erreichen, setzt allerdings eine auf diesen Erfolg ausgerichtete Behandelbarkeit des Unterzubringenden bzw. Untergebrach-

---

34 BVerfGE 91, 1 <29>.
35 Vgl. zur Maßregel nach § 64 StGB BVerfGE 91, 1 <28>.
36 BVerfGE 91, 1, <28>; siehe auch *Radtke*, FS für Rössner 2015, S. 321.
37 BVerfGE 91, 1 <28>; BT-Drucksache V/4095, S. 26.
38 Siehe dazu *van Gemmeren*, in MünchKommStGB, Band 2, 3. Aufl., 2016, § 64 Rn. 39 ff.

ten voraus. Verfassungsrechtlich ist es wegen des Eingriffs in das Freiheitsgrundrecht nicht nur unzulässig, gegen einen zwar behandelbaren, aber dennoch für die Allgemeinheit ungefährlichen Straftäter die Maßregel des § 64 StGB anzuordnen, sondern das Grundgesetz verbietet ebenso, einen in der Prognose als gefährlich zu bewertenden, aber in einer Suchtmittelabhängigkeit nicht behandelbaren Straftäter in einer Entziehungsanstalt unterzubringen.[39] Dabei muss im Grundsatz bereits im Zeitpunkt der Anordnungsentscheidung das zuständige Strafgericht – sachverständig beraten (§ 246a StPO) – Behandlungsbedürftigkeit festgestellt und Behandlungsfähigkeit ausreichend sicher prognostiziert haben. Eine mit Freiheitsentziehung verbundene Therapie, die ausschließlich der Erprobung diente, ist von Verfassungs wegen ausgeschlossen.[40] In der Behandelbarkeit des Täters und dem damit verbundenen prognostisch hinreichend konkreten Therapieerfolg unterscheidet sich § 64 StGB deutlich von den beiden anderen stationären Maßregeln. Selbst die Unterbringung eines an einer psychischen, eine Quelle seiner prognostisch auch weiteren Gefährlichkeit bildenden, Erkrankung leidenden Straftäters in einem psychiatrischen Krankenhaus erfordert nicht die Therapierbarkeit dieser Erkrankung. Ihre erfolgreiche Behandlung kann ein Umstand der Überwindung seiner zukünftigen Gefährlichkeit sein, muss dies aber nicht. Die Aussicht auf einen hinreichend sicher erreichbaren Therapieerfolg ist daher bei § 63 StGB weder Anordnungs- noch Vollzugsvoraussetzung.

Die von den Maßregeln nach § 63 und §§ 66-66c StGB abweichende Konzeption der Unterbringung in der Entziehungsanstalt, den erforderlichen Schutz der Allgemeinheit vor der prognostizierten Gefährlichkeit des suchtmittelabhängigen Täters durch dessen auf Behandlung zurückgehende Heilung – in dem vorstehend aufgezeigten und in § 64 S. 2 StGB angelegten Sinne – zu erreichen, könnte ein Grund dafür sein, das Gewicht des damit verbundenen Grundrechtseingriffs und damit das Gewicht dieser Maßregel als solcher zu marginalisieren. Damit könnte eine schneller als bei den anderen stationären Maßregeln aufkommende Bereitschaft zur Anordnung der Unterbringung in der Entziehungsanstalt einhergehen. Die

---

39 BVerfGE 91, 1 <28>.
40 BVerfGE 91, 1 <29>.

## 3.1 Bemerkungen auf der Grundlage der Rechtsprechung

Vorstellung, wegen des durch und im Vollzug der Maßregel angestrebten Therapieerfolges komme die Unterbringung dem Gemaßregelten letztlich zu Gute, dürfte zumindest unterschwellig bei der Rechtsanwendung des § 64 StGB eine Rolle spielen. Dafür, dass es sich bei dem vorstehend Geäußerten nicht lediglich um Spekulation handelt, gibt es nach meiner Wahrnehmung Anhaltspunkte.

Ein solcher Anhaltspunkt scheint mir die Rechtsprechung der Strafsenate des BGH zur revisionsgerichtlichen Überprüfbarkeit tatrichterlicher Entscheidungen über die Maßregel des § 64 StGB zu sein. Interessant ist dabei im hier relevanten Zusammenhang die Überprüfbarkeit der unterbliebenen Maßregelanordnung aufgrund eines Rechtsmittels des Angeklagten. Nach insoweit gefestigter Rechtsprechung kann der Angeklagte das Unterbleiben der Unterbringung in der Entziehungsanstalt nicht isoliert mit dem Rechtsmittel der Revision anfechten.[41] Das Ergebnis ist weniger selbstverständlich, als es auf den ersten Blick scheinen mag. Der BGH schließt die isolierte Anfechtbarkeit der Nichtanordnung wegen fehlender Beschwer des Angeklagten aus.[42] Die Beschwer bezeichnet eine allgemeine Zulässigkeitsvoraussetzung von Rechtsmitteln im Strafprozess.[43] Ein Verfahrensbeteiligter ist durch eine strafgerichtliche Entscheidung beschwert, wenn er durch diese unmittelbar benachteiligt ist, was sich nach objektiven Kriterien, nicht anhand der subjektiven Einschätzung des Betroffenen bestimmt.[44] Mittelbare Folgen einer Entscheidung bzw. eines Verfahrens begründen keine Beschwer.[45] Dabei gilt der Grundsatz der Tenorbeschwer; die die Beschwer begründete unmittelbare Beeinträchtigung muss also grundsätzlich aus der Entscheidungsformel und nicht

---

41 BGHSt 28, 327 (330-332); BGHSt 38, 4 (7); BGH NStZ-RR 2011, 308; BGH NStZ-RR 2014, 43.
42 BGHSt 28, 327 (330 f.).
43 Siehe BGHSt 37, 5, (7); BGSt 43, 146; KK-StPO/*Paul*, 8. Aufl., 2019, Vor § 296 Rn. 5; näher *Krack*, die Rehabilitierung des Beschuldigten im Strafverfahren, 2002, S. 9 f.; *Radtke*, FS für Roxin 2011, Band 2, S. 1419 (1422 m.w.N.).
44 BGHSt 28, 327 (330 f.), BGH NJW 2016, 728 (729 m.w.N.); Radtke/Hohmann/ *Radtke*, StPO, 2011, § 296 Rn. 23 mwN; *Radtke*, FS Roxin, 2011, Band 2, S. 1419 (1422 f.).
45 Siehe nur BGH NJW 2016, 728 (729 m. zahlr. Nachw.)

lediglich aus den Gründen der Entscheidung resultieren.[46] Da die Tenorbeschwer lediglich der Grundsatz ist, steht ihm nicht entgegen, eine unmittelbare Beschwer durch eine gerichtliche Entscheidung anzunehmen, wenn in dieser dem möglicherweise Beschwerten ein ihm zustehender rechtlicher Anspruch versagt wird (Bsp.: es unterbleibt die Aussetzung des Vollzugs einer aussetzungsfähigen Freiheitsstrafe; vgl. § 56 StGB);[47] was sowohl bei ausdrücklicher Versagung (in den Gründen) als auch durch Ausbleiben der Befassung mit dem Anspruch erfolgen kann. Auch in den Konstellationen des Unterbleibens einer dem Angeklagten günstigen Anordnung wird nach überwiegendem Verständnis die Frage, ob es sich um eine dem Betroffenen günstige Anordnung etc. handelt, anhand objektiver Kriterien, nicht nach dessen subjektiven Einschätzung beantwortet.[48]

Von den darlegten Maßstäben aus sollte die Beurteilung der Beschwer einer Angeklagten durch seine Unterbringung in einer Entziehungsanstalt eigentlich keine Schwierigkeiten bereiten. Die Anordnung der Maßregel gemäß § 64 StGB beeinträchtigt den Angeklagten in seinem Freiheitsgrundrecht. Er ist deshalb durch die Anordnungsentscheidung beschwert.[49] Aus dem Umkehrschluss folgt, wenn ihn die Anordnung beschwert, kann deren Ausbleiben nicht beschweren. Ganz so einfach scheint die Beurteilung (fehlender) Beschwer bei Unterbleiben der Anordnung aber doch nicht zu sein. Der BGH sah sich jedenfalls veranlasst, über den schlichten Umkehrschluss hinaus, zwei Argumente gegen die Beschwer anzuführen.[50] Für den Angeklagten möglicherweise später günstig wirkende Effekte neben einer Freiheitsstrafe angeordneter und vollzogener Maßregel (etwa die Möglichkeit der Halbstrafenaussetzung nach § 67 Abs. 5 S. 1 StGB) könnten bei der Beurteilung der Beschwer nicht berücksichtigt

---

46  BGHSt 13, 75 (77); BGHSt 34, 11 (12); BGH NJW 2016, 728 (729).
47  BGHSt 12, 1 (9 f.); BGHSt 25, 382 (383 f.); näher *Radtke*, FS Roxin, 2011, Band 2, S. 1419 (1429).
48  Abweichend etwa *Janssen/Kausch* JA 1981, 204; zweifelnd *Loos* JR 1996, 81; siehe auch *Tolksdorf*, FS für Stree/Wessels, 1993, S. 753 (760 f.).
49  Vgl. BGH, Beschluss vom 25. Februar 2016 - 3 StR 6/16, NStZ-RR 2016, 169 f.; BGH, Beschluss vom 29. Juni 2016 - 1 StR 254/16, StV 2017, 592 f.
50  BGHSt 28, 327 (331 f.).

## 3.1 Bemerkungen auf der Grundlage der Rechtsprechung

werden, weil ihr Eintritt im maßgeblichen Beurteilungszeitpunkt der Anordnungsentscheidung nicht absehbar sei.[51] Auf den Umstand, dass die Maßregel auf Durchführung einer Heilbehandlung mit dem Ziel, der (wenigstens zeitweiligen) Überwindung des Hangs zum übermäßigen Suchtmittelkonsum gerichtet sei, könne nicht abgestellt werden, um unter dem Aspekt des Anspruchs des suchtmittelabhängigen Angeklagten auf diese im Maßregelvollzug erfolgende Therapie bei Unterbleiben der Maßregelanordnung die Beschwer zu begründen. Denn die Unterbringung in der Entziehungsanstalt sei nicht ausschließlich »Mittel der bloßen Suchtfürsorge«, sondern diene eben auch dem Schutz der Öffentlichkeit vor gefährlichen Straftätern.[52] Der mit fehlender Beschwer begründete Ausschluss der Anfechtbarkeit unterbliebener Anordnung der Maßregel nach § 64 StGB ist plausibel, auch wenn es nicht die einzige mögliche Sichtweise ist,[53] und im Hinblick auf den Umkehrschluss aus der in der Anordnung der Maßregel liegenden Beschwer durchaus konsequent.

Ungeachtet dessen bleibt festzuhalten, dass die Unterbringung in einer Entziehungsanstalt sich von den beiden anderen stationären Maßregeln durch das Erfordernis der Therapierbarkeit des Suchtmittelmissbrauchs und damit verbunden den Ausschluss der vom Täter auch zukünftig erwarteten Gefährlichkeit durch Überwindung der Abhängigkeit unterscheidet. Die Freiheitsentziehung während des Vollzugs der Maßregel dient wegen der (erwartet erfolgreichen) Behandlung nicht ausschließlich dem Schutz der Allgemeinheit, sondern wegen der angestrebten Überwindung der Abhängigkeit auch dem untergebrachten Täter selbst. Das scheint damit einherzugehen, die Anordnung der Maßregel des § 64 StGB im Vergleich zu Psychiatrie und Sicherungsverwahrung als weniger eingriffsintensiv zu bewerten.[54] Damit könnte eine Neigung in der gerichtlichen

---

51 BGHSt 28, 327 (331 f.).
52 BGHSt 28, 327 (331 f.)
53 Davon abweichende Auffassungen - mit jeweiligen Unterschieden in den Einzelheiten - etwa bei *Dencker*, FS für Mehle 2009, S. 145 (152); *Radtke*, FS für Rössner 2015, S. 321 (335-337); *Tolksdorf*, FS für Stree/Wessels, 1993, S. 753 (760); MünchKommStGB/*van Gemmeren*, Band 2, 3. Aufl., 2016, § 64 Rn. 123.
54 Vgl. BGH, Beschluss vom 25. Juni 1997 - 2 StR 283/97, StV 1998, 72; BGH, Beschluss vom 29. Juni 2016 - 1 StR 254/16, StV 2017, 592 f..

Praxis einhergehen, die Voraussetzungen des § 64 StGB mit weniger Bedenken anzunehmen, als diejenigen der beiden anderen freiheitsentziehenden Maßregeln. Auch diese Einschätzung dürfte mehr als bloße Spekulation sein. Dazu ein Beispiel aus der Rechtsprechung des BGH.[55] Das erstinstanzlich zuständige Gericht hatte den Angeklagten vom Vorwurf des versuchten Totschlags freigesprochen, weil es bei sicher erheblich beeinträchtigter Steuerungsfähigkeit deren vollständige Aufhebung nicht auszuschließen vermochte. Zugleich war der Angeklagte aber nach § 63 StGB in einem psychiatrischen Krankenhaus untergebracht worden. Er litt seit mehreren Jahren an einer dem Eingangsmerkmal der krankhaften seelischen Störung iSv § 20 StGB zugeordneten anhaltenden wahnhaften Störung, zudem bestand eine langjährige andauernde Alkoholerkrankung. Im alkoholisierten Zustand verstärkte sich seine bereits aufgrund der wahnhaften Störung vorhandene Aggressivität gegenüber Personen, von denen er sich (aufgrund wahnbedingter Fehlwahrnehmung) beleidigt fühlte. Das sachverständig beratene Landgericht hatte ohne Rechtsfehler die Voraussetzungen für die Unterbringung nach § 63 StGB in der vorliegenden Konstellation des Zusammenwirkens von andauernder psychischer Erkrankung und tataktueller Alkoholisierung angenommen.[56] Auf die Revision des Angeklagten hat der BGH das landgerichtliche Urteil aufgehoben und zu erneuter Entscheidung zurückverwiesen.[57] Vom zuständigen Strafsenat des BGH ist letztlich beanstandet worden, dass das Landgericht trotz der langjährigen Alkoholabhängigkeit und der Alkoholisierung des Angeklagten bei Begehung der Anlasstat nicht auch die Anordnung einer Maßregel nach § 64 StGB in Erwägung gezogen habe. Dazu sei im Rahmen von § 72 Abs. 1 und 2 StGB Anlass gewesen. Auf der Grundlage von § 72 Abs. 1 S. 2 StGB könne rechtlich nicht völlig ausgeschlossen werden, dass allein die Anordnung der gegenüber § 63 StGB weniger eingriffsintensiven Unterbringung in der Entziehungsan-

---

55  BGH, Beschluss vom 29. Juni 2016 - 1 StR 254/16, StV 2017, 592 ff.
56  Dazu grundlegend BGHSt 44, 369, 374 f.; siehe auch BGH, Urteil vom 29. September 2015 - 1 StR 287/15, NJW 2016, 341 (342).
57  BGH, Beschluss vom 29. Juni 2016 - 1 StR 254/16, StV 2017, 592 ff.

stalt genügt hätte, um der (zukünftigen) Gefährlichkeit zu begegnen, also den Maßregelzweck zu erreichen.[58]

An den vom Landgericht getroffenen und ausdrücklich als rechtsfehlerfrei bewerteten Feststellungen[59] gemessen, überrascht der Aufhebungsbeschluss des BGH ein wenig. Weder drängten sich die Voraussetzungen des § 64 StGB vorliegend auf noch ließ sich plausibel annehmen, allein Anordnung und Vollzug der Unterbringung in der Entziehungsanstalt könnten zur Erreichung des Maßregelzwecks geeignet sein (vgl. § 72 Abs. 1 S. 1 StGB). Das wäre aber Voraussetzung dafür, auf der Grundlage von § 72 Abs. 1 S. 2 StGB ausschließlich diese Maßregel als weniger eingriffsintensive gegen den Angeklagten anzuordnen. Sowohl wegen der andauernden wahnhaften Störung[60] als auch wegen der weitgehend fehlenden deutschen Sprachkenntnisse[61] lag die Prognose eines hinreichend konkreten Therapieerfolges nicht unbedingt nahe. Umgekehrt wird sich eine vorhandene Alkoholabhängigkeit regelmäßig im Vollzug der Unterbringung in einem psychiatrischen Krankenhaus mitbehandeln lassen.[62] Die vorstehenden Erwägungen bezwecken nicht die Kritik an der einzelnen, als Beispiel gewählten Entscheidung, sondern dienen lediglich als Beleg für die geäußerte Einschätzung einer gewissen Anwendungsfreundlichkeit von § 64 StGB in der Rechtsprechung.

## Unterbringung in der Entziehungsanstalt und die Halbstrafenaussetzung

Die vermutete Anwendungsfreundlichkeit bezüglich § 64 StGB dürfte ihre wohl bedeutsamste Ursache in der rechtlichen Ausgestaltung der Vollstre-

---

58 BGH, Beschluss vom 29. Juni 2016 - 1 StR 254/16, StV 2017, 592 (593 f.).
59 BGH, Beschluss vom 29. Juni 2016 - 1 StR 254/16, StV 2017, 592 (593).
60 Zur Relevanz für die Prognose über den Therapieerfolg vgl. BGH, Beschluss vom 21. August 2014 - 3 StR 341/14, NStZ 2015, 539 f.; siehe auch BGH, Urteil vom 10. April 2014 - 5 StR 37/14, NStZ 2014, 315 f.).
61 Zu deren Bedeutung für die Prognose über den Therapieerfolg etwa BGH, Beschluss vom 10. Juli 2012 - 2 StR 85/12, NStZ 2012, 689 f.; vgl. auch BGH, Beschluss vom 13. Juni 2018 - 1 StR 132/18, NStZ-RR 2018, 273.
62 Vgl. BGH, Beschluss vom 21. August 2014 - 3 StR 341/14, NStZ 2015, 539.

ckungsreihenfolge bei nebeneinander angeordneter Freiheitsstrafe und Unterbringung in der Entziehungsanstalt sowie der damit verknüpften Möglichkeit der bewährungsweisen Aussetzung des Vollzugs der (Rest-) Freiheitsstrafe nach erfolgreichem Maßregelvollzug haben.[63] Die derzeit geltende Rechtslage ist durch das bereits angesprochene Gesetz zur Sicherung der Unterbringung in einem psychiatrischen Krankenhaus und in einer Entziehungsanstalt vom 16. Juli 2007[64] geschaffen worden. Die »Attraktivität« der Anordnung der Maßregel nach § 64 StGB neben Freiheitsstrafe – trotz der mit der Maßregel einhergehenden weiteren Freiheitsentziehung (oben II.1.) des geltenden Rechts – resultiert aus einem Zusammenspiel mehrere einfachgesetzlicher Regelungen im Strafgesetzbuch. In rechtstatsächlicher Hinsicht erfolgt die Anordnung der Unterbringung in der Entziehungsanstalt typischerweise neben der Verhängung von Freiheitsstrafe. Die betroffenen Angeklagten sind bei Begehung der Anlasstaten regelmäßig allenfalls in ihrer Schuldfähigkeit erheblich eingeschränkt. Es liegen also schuldhaft verwirklichte Taten vor, bzgl. derer lediglich Strafmilderung gemäß § 21, § 49 Abs. 1 StGB möglich ist. Bei drogenabhängigen Tätern scheint sogar der Anteil bei vollständig erhaltener Schuldfähigkeit begangener Anlasstaten erheblich zu sein.[65] Sind Freiheitsstrafe und Maßregel nach § 64 StGB (und § 63 StGB) nebeneinander verhängt bzw. angeordnet worden, wird nach § 67 Abs. 1 StGB als Grundsatz die Maßregel vor der Strafe vollzogen. Dieser Grundsatz wird aber durch § 67 Abs. 2 S. 2 StGB durchbrochen, der als Soll-Vorschrift anordnet, bei über drei Jahre hinausgehender Strafe, einen Teil davon vorweg zu vollziehen. Der eigentliche Anreiz für Verurteilte, die mit einer diese Grenze überschreitenden Freiheitsstrafe belegt worden sind, zusätzlich in einer Entziehungsanstalt untergebracht zu werden, resultiert aus § 67 Abs. 2 S. 3 iVm Abs. 5 S. 1 StGB. Danach ist die Dauer des Vorwegvollzugs der Freiheitsstrafe so zu bestimmen, dass nach (erwartet) erfolgreichem Maßregelvollzug der Vollzug der nicht durch Vorwegvollzug erledigten Restfreiheitsstrafe bei Vorliegen der dafür allgemein geltenden

---

63 Siehe dazu *Schalast* NStZ 2017, 433 f. mwN.
64 BGBl. I S. 1327; dazu *U. Schneider* 2008, 68; *Schöch* 2009, 703.
65 *Schalast* NStZ 2017, 433 (435 mwN).

Voraussetzungen (§ 57 Abs. 1 S. 1 StGB) zur Bewährung ausgesetzt werden kann.[66] Bei einer Freiheitsstrafe von sechs Jahren und einer prognostizierten Therapiedauer von zwei Jahren im Maßregelvollzug ergibt sich auf der Grundlage der dargestellten gesetzlichen Regelungen ein Vorwegvollzug der Freiheitsstrafe von einem Jahr. Die davon ausgehende Anreizwirkung ist mit Händen zu greifen, wenn zugleich zugrunde gelegt wird, dass die Bedingungen des Maßregelvollzugs als angenehmer im Vergleich zum Freiheitsstrafenvollzug empfunden werden.

Wie vor allem *Schalast*[67] überzeugend aufgezeigt hat, kann sich der – auf die Freiheitsstrafe bezogene –»Rabatteffekt« durch weitere Umstände verstärken. Wegen der Gesetzesänderung in § 64 S. 2 StGB durch das Gesetz zur Novellierung des Rechts der Unterbringung in einem psychiatrischen Krankenhaus gemäß § 63 des Strafgesetzbuchs und zur Änderung anderer Vorschriften vom 8. Juli 2016[68] ist, wie eingangs dargestellt, die bis dahin von der Mehrzahl der Strafsenate des BGH angenommene prognostische Therapiehöchstfrist von zwei Jahren entfallen. Dies könnte dazu führen, zukünftig vermehrt[69] längere Therapiedauern zu prognostizieren, was mit entsprechenden Auswirkungen auf die Berechnung des Vorwegvollzugs der Freiheitsstrafe verbunden ist. Die für den mit Freiheitsstrafe und Maßregel belegten Verurteilten günstigen Effekte auf der Vollstreckungsebene verstärken sich, wenn, was die Maßregelvollzugsgesetze einiger Bundesländer ermöglichen (vgl. § 18 MRVG-NRW), nach Abschluss einer zweijährigen stationären Therapiephase eine Beurlaubung (vgl. § 18 Abs. 2

---

66 In die Berechnung der Dauer des Vorwegvollzugs sind vollzogene Untersuchungs- oder Organisationshaft ebenso wenig einzubeziehen wie wegen überlanger Verfahrensdauer für vollstreckt erklärte Teile der Freiheitsstrafe, dazu näher und mit zahlreichen Nachw. *Maier*, in: MünchKommStGB, Band 2, 3. Aufl., 2016, § 67 Rn. 94.
67 *Schalast* NStZ 2017, 433 (437); siehe auch *Querengässer/Ross/Bulla/Hoffmann* NStZ 2016, 508 ff.
68 BGBl. I S. 1610.
69 Während meiner knapp sechsjährigen Tätigkeit als Richter in einem vor allem für die Bundesländer Baden-Württemberg und Bayern zuständigen Strafsenat des BGH sind mir – wegen der früheren Rechtsprechung der Mehrheit der Strafsenate des BGH zur Höchstfrist kaum verwunderlich – landgerichtliche Urteil mit einer zwei Jahre übersteigenden Therapiedauer nicht in Erinnerung.

Nr. 2, Abs. 6 S. 2 MRVG-NRW) aus dem stationären Maßregelvollzug erfolgt und auch die sich anschließende ambulante Phase als Vollzug der Maßregel zu bewerten wäre (§ 67 Abs. 4 StGB) und deshalb bei der Berechnung des Halbstrafenzeitpunkts (§ 67 Abs. 5 S. 1 StGB) zu berücksichtigen wäre. Ob allerdings solche Phasen, in denen faktisch keine stationäre Therapie erfolgt und keine Freiheitsentziehung stattfindet, trotz Aufrechterhalten des rechtlichen Vollstreckungsregimes (vgl. § 18 Abs. 6 S. 1 MRVG-NRW) anrechenbar wären, bedürfte näherer rechtlicher Bewertung. Zum einen hat der 3. Strafsenat des BGH zur alten Rechtslage des § 64 StGB in den Zeitrahmen aus § 67d Abs. 1 S. 1 StGB lediglich die »geschlossene Unterbringung in der Maßregeleinrichtung« herangezogen.[70] Zum anderen findet die in § 67 Abs. 4 StGB angeordnete Anrechnung der Zeiten im Maßregelvollzug auf die Freiheitsstrafe ihre Grundlage im Prinzip des Vikariierens,[71] hier in der Ausprägung, durch die Anrechnung eine doppelte Übelszufügung zu vermeiden.[72] Allerdings wird diese Erwägung nicht ohne Weiteres greifen, wenn der Vollzug einer stationären Maßregel über einen jenseits von üblichen Urlaubszeiten hinausgehenden Zeitraum nicht mit Freiheitsentziehung verbunden ist. Ohne die ohnehin mitunter schwierigen Fragen der Anrechnung des Maßregelvollzugs bis zur Grenze von zwei Drittel auf die Freiheitsstrafe hier näher erörtern zu können,[73] lässt sich jedenfalls eine beträchtliche Anreizwirkung feststellen, neben einer drei Jahre übersteigenden Freiheitsstrafe – bei Vorliegen der Voraussetzungen – ungeachtet des damit verbundenen zusätzlichen Eingriffs in das Freiheitsrecht in einer Entziehungsanstalt untergebracht zu werden. Diese Anreizwirkung dürfte mit ansteigender Straflänge größer werden. Da die Dauer von Freiheitsstrafen auf der Grundlage von § 46 Abs. 2 StGB auch durch das bisherige strafrechtlich relevante Vorleben des Verurteilten (vor allem Anzahl und Art der Vorstrafen) erheblich mit bestimmt wird,[74] ist die Einschätzung plausibel, dass sich unter den mit längerer Freiheitsstrafe und

---

70 BGH, Beschluss vom 25. März 2014 - 3 StR 11/14, StV 2015, 219 f.
71 Einführung *Schöch* in LK-StGB, 12. Aufl., Band 3, § 67 Rn. 1 ff.
72 *Schöch* in LK-StGB, 12. Aufl., Band 3, § 67 Rn. 6.
73 Dazu etwa *Ullenbruch* NStZ 2000, 287 ff.; *Pollähne* in NK-StGB, 5. Aufl., 2017, § 67 Rn. 19 f.
74 Siehe nur *Fischer*, StGB, 66. Aufl., 2019, § 46 Rn. 38 ff. mwN.

## 3.1 Bemerkungen auf der Grundlage der Rechtsprechung

der Unterbringung nach § 64 StGB Sanktionierten eine nicht geringe Anzahl von Verurteilten mit einer Verwurzelung im kriminellen Milieu und entsprechenden Verhaltensweisen befinden dürfte.[75]

Selbst bei vorsichtiger Bewertung darf angenommen werden, dass wegen der in groben Zügen dargestellten rechtlichen Regelungen die Vollstreckungsreihenfolge, die Anrechnung von Maßregelvollzug auf den Freiheitsstrafenvollzug sowie die damit eng verbundene besondere Aussetzungsmöglichkeit aus § 67 Abs. 5 S. 1 StGB Anreize für Angeklagte setzt, ihr Prozessverhalten auf eine Anordnung der Maßregel des § 64 StGB neben einer (längeren) Freiheitsstrafe auszurichten. Diese Anreizwirkung trifft auf eine gewisse Neigung bei Strafgerichten, sowohl wegen dieser Vollstreckungswirkungen als auch wegen des auf (möglichst) erfolgreiche Behandlung der Sucht ausgerichteten Maßregelvollzugs diese stationäre Maßregel als dem Angeklagten trotz des zusätzlichen Freiheitseingriffs als eigentlich günstig zu bewerten.

### »Hang« iSv § 64 StGB nach der Rechtsprechung des BGH

Die Vermutung, die Unterbringung in einer Entziehungsanstalt werde wegen der beschriebenen, vor allem aus dem Prinzip des Vikariierens resultierenden Wirkungen auf der Vollzugsebene als dem Angeklagten letztlich günstig eingeschätzt, findet nach meiner Einschätzung einen gewissen Ausdruck in der Auslegung der einzelnen Anordnungsvoraussetzungen des § 64 StGB. Diese Auslegung kann als anwendungsfreundlich bewertet werden. Die Grundlage dieser Einschätzung soll zunächst anhand der zentralen materiellen Anordnungsvoraussetzung, dem Hang des Täters, alkoholische Getränke oder andere berauschende Mittel im Übermaß zu sich zu nehmen, verdeutlicht werden.

Für die Annahme eines Hangs ist nach ständiger Rechtsprechung des BGH eine eingewurzelte, auf psychische Disposition zurückgehende oder durch Übung erworbene Neigung ausreichend, immer wieder Rauschmittel zu konsumieren, wobei diese Neigung noch nicht den Grad einer psychischen Abhängigkeit erreicht haben muss. Ein übermäßiger Genuss von

---

75 *Schalast* NStZ 2017, 433 (438).

Rauschmitteln im Sinne von § 64 StGB ist jedenfalls dann gegeben, wenn der Betreffende aufgrund seiner Neigung sozial gefährdet oder gefährlich erscheint.[76] Die Analyse dieser Inhaltsbestimmung des Hangs lässt zwei Umstände deutlich hervortreten. (1.) Hang im Sinne von § 64 StGB erfordert keine psychische Abhängigkeit im Sinne eines Abhängigkeitssyndroms nach ICD-10 F. 12.2.–19.2. Eine solche ist stets hinreichende Bedingung des Hangs, nicht aber dessen notwendige Bedingung. Gleiches gilt für eine chronische, auf körperlicher Sucht beruhende Abhängigkeit,[77] auch diese wäre stets eine hinreichende aber keinesfalls eine notwendige Bedingung des Hangs. (2.) Ausreichend ist bereits die aus unterschiedlichen Quellen gespeiste Neigung, immer wieder Rauschmittel zu konsumieren. Da der Hang iSv § 64 StGB damit nicht mit dem Abhängigkeitssyndrom im medizinischen Sinne identisch ist, sondern weiter reicht, bedarf es Kriterien, die einen Hang annehmen lassen, wenn ein Abhängigkeitssyndrom fehlt.

Solche Kriterien findet der BGH in der sozialen Gefährdung und der sozialen Gefährlichkeit des betroffenen Täters. Er formuliert ebenfalls in ständiger Rechtsprechung, ein übermäßiger Genuss von Rauschmitteln im Sinne des § 64 StGB sei jedenfalls dann gegeben, wenn der Betreffende aufgrund seiner Neigung sozial gefährdet oder gefährlich erscheint.[78] Weder der Aspekt der sozialen Gefährdung noch der sozialen Gefährlichkeit sind jedoch inhaltlich so konkret, dass die für die Anordnungsentscheidung zuständigen Tatgerichte ohne weiteres auf der Grundlage geeigneter Feststellungen zu den persönlichen Verhältnissen des Betroffe-

---

76 Etwa BGH, Urteile vom 15. Mai 2014 - 3 StR 386/13 -, juris, Rn. 10 und vom 14. Oktober 2014 - 1 StR 415/15 -, juris, Rn. 7; BGH, Beschlüsse vom 12. Januar 2017 - 1 StR 587/16 -, juris, Rn. 9; vom 17. Mai 2018 - 3 StR 166/18 -, juris, Rn. 12; vom 20. Dezember 2018 - 1 StR 600/18 -, juris, Rn. 3 jeweils mwN.
77 BGH, Beschluss vom 19. April 2016 - 3 StR 48/16 -, juris, Rn. 6; es kommt vorliegend nicht darauf an, ob aus medizinisch-psychiatrischer Sicht noch zwischen physischer und psychischer Abhängigkeit unterschieden wird.
78 BGH, Urteile vom 15. Mai 2014 - 3 StR 386/13 -, juris, Rn. 10 und vom 14. Oktober 2014 - 1 StR 415/15 -, juris, Rn. 7; BGH, Beschlüsse vom 12. Januar 2017 - 1 StR 587/16 -, juris, Rn. 9; vom 17. Mai 2018 - 3 StR 166/18 -, juris, Rn. 12; vom 20. Dezember 2018 - 1 StR 600/18 -, juris, Rn. 3 jeweils mwN.

nen darunter subsumieren könnten. Um die Anwendungsvoraussetzungen handhabbar zu machen, gibt der BGH Subkriterien vor, denen er indizielle Bedeutung für die Beurteilung eines Hangs zumisst. Obwohl diese Subkriterien für das Vorliegen oder Fehlen eines Hangs an sich bewertungsrichtungsneutral zu sein scheinen, weisen die in ständiger Rechtsprechung gewählten Formulierungen des BGH eine der Anwendung von § 64 StGB gegenüber freundliche Tendenz auf. So heißt es durchgängig: »Insoweit kann der Umstand, dass durch den Rauschmittelkonsum bereits die Gesundheit, Arbeits- und Leistungsfähigkeit des Betreffenden erheblich beeinträchtigt ist, zwar indizielle Bedeutung für das Vorliegen eines Hanges zukommen. Wenngleich solche Beeinträchtigungen in der Regel mit übermäßigem Rauschmittelkonsum einhergehen werden, *schließt deren Fehlen jedoch nicht notwendigerweise die Annahme eines Hanges aus*.«[79] (Hervorhebungen H.R.).

Auch das Fehlen ausgeprägter Entzugssyndrome sowie (auch längere) Intervalle von Abstinenz stehen einem Hang iSv § 64 StGB nicht entgegen. Dieser verlange auch keinen täglichen oder häufig wiederholten Genuss; vielmehr könne für einen Hang auch genügen, wenn der betroffenen Täter von Zeit zu Zeit oder bei passender Gelegenheit seiner Neigung zum Rauschmittelkonsum nachkommt.[80] Kommt mithin dem Fehlen von an sich für eine Neigung zu übermäßigem Rauschmittelkonsum bedeutsamen Umständen wie etwa fehlendem Entzugserscheinungen nicht ohne weiteres Aussagekraft für einen Hang zu, soll umgekehrt das Vorliegen von Beschaffungskriminalität regelmäßig auf soziale Gefährlichkeit (vielleicht auch auf soziale Gefährdung) des Täters schließen lassen.[81]

Die erhebliche indizielle Bedeutung, die Beschaffungskriminalität für das Vorliegen eines Hangs zugemessen wird, dürfte die Annahme des Merkmals

---

79 Etwa BGH, Beschlüsse vom 2. April 2015 - 3 StR 103/15 -, juris, Rn. 6; vom 20. Dezember 2018 - 1 StR 600/18 -, juris, Rn. 18 jeweils mwN.
80 BGH, Beschlüsse vom 17. Mai 2018 - 3 StR 166/18 -, juris, Rn. 3; vom 17. Mai 2018 - 3 StR 166/18 -, juris, Rn. 12 mwN.
81 Etwa BGH, Beschlüsse vom 20. Dezember 2011 - 3 StR 421/11, NStZ-RR 2012, 204; vom 20. September 2017 - 1 StR 348/17 -, juris, Rn. 10; vom 6. Dezember 2017 - 1 StR 415/17 -, juris, Rn. 10 mwN.

deutlich unterhalb einer psychischen Abhängigkeit erheblich erleichtern. Zumal unter Berücksichtigung der Möglichkeiten zuverlässiger Sachverhaltsaufklärung im Strafverfahren Angeklagteneinlassungen über Eigenkonsum (Beschaffungskriminalität) insbesondere bei Auffinden größerer Betäubungsmittelmengen (exemplarische Einlassung: 90 % für den Weiterverkauf, 10 % für den Eigenkonsum) nicht ohne weiteres tragfähig zu widerlegen sein werden. Anders könnte es sich bei Entnahme von Kopf- oder Körperhaaren zur Durchführung einer Analyse auf Drogenkonsum verhalten (vgl. § 81a StPO). Diese wird jedoch nach meiner Wahrnehmung nur in wenigen Bundesländern im Ermittlungsverfahren angeordnet, so dass diese Möglichkeit, valide Erkenntnisse über Ob und Umfang eines Drogenkonsums zu gewinnen, häufig nicht zur Verfügung steht.

Die unabhängig von psychischer Abhängigkeit einen Hang iSv § 64 StGB indizierenden »soziale Gefährlichkeit« des Täters reicht über ihr Vorliegen bei Beschaffungskriminalität hinaus.[82] Sie soll auch dann in Frage kommen, wenn sich in den Anlasstaten die hangbedingte besondere Gefährlichkeit des Täters zeigt.[83] Der BGH hat eine solche soziale Gefährlichkeit u. a. bei einem sozial vollständig integrierten Täter für naheliegend gehalten, bei dem Alkoholkonsum an Wochenende allerdings bei längeren Abstinenzphasen ohne negative Auswirkungen auf Gesundheit, Arbeits- und Leistungsfähigkeit erfolgte. Nach Einschätzung des vom erstinstanzlichen Gericht hinzugezogenen Sachverständigen zeigte der Angeklagte allerdings eine durch frühere Straftatbegehung unter Alkoholeinfluss belegte Neigung zu »wesensfremdem und aggressivem Verhalten unter Alkoholeinfluss«, was seine soziale Gefährlichkeit belege.[84] Das in erster Instanz zuständige Landgericht folgte dem allerdings nicht, sondern verneinte eine soziale Gefährlichkeit. Dem stehe trotz der Neigung zu Aggressivität in alkoholisiertem Zustand seine (näher ausgeführte) Fähigkeit entgegen, seine Aggressionen zu steuern und nicht haltlos bzw.

---

82 Vgl. BGH, Beschlüsse vom 10. November 2015 – 1 StR 482/15, NStZ-RR 2016, 113; vom 23. August 2017 - 1 StR 367/17, NStZ-RR 2017, 370 (371).
83 Vgl. BGH, Beschlüsse vom 10. November 2015 – 1 StR 482/15, NStZ-RR 2016, 113; vom 23. August 2017 - 1 StR 367/17, NStZ-RR 2017, 370 (371).
84 BGH, Beschluss vom 23. August 2017 - 1 StR 367/17, NStZ-RR 2017, 370.

unberechenbar zu agieren.[85] Der BGH hat das landgerichtliche Urteil insoweit aufgehoben, als mit der referierten Erwägung ein – aus der sozialen Gefährlichkeit abgeleiteter – Hang verneint worden war; dem liege ein zu enges Verständnis des Hangbegriffs isv § 64 StGB zugrunde.[86] Es kann an dieser Stelle nicht näher erörtert werden, ob die in der Rechtsprechung der »sozialen Gefährlichkeit« zugeschriebene Bedeutung für einen Hang in der Gefahr eines Zirkelschlusses steht. Dafür bestehen immerhin Anhaltspunkte. Denn ein Hang nach § 64 StGB soll gegeben sein, wenn der Täter »auf Grund seiner psychischen Abhängigkeit sozial gefährdet oder sozial gefährlich erscheint«.[87] Soziale Gefährlichkeit komme auch bei »andere(n) Delikten als solchen der Beschaffungskriminalität als Hangtaten in Betracht, wenn sich in ihnen die hangbedingte besondere Gefährlichkeit des Täters zeigt.«[88] Wenn die durch den Konsum von Suchtmitteln bedingte »soziale Gefährlichkeit« Anzeichen für einen Hang sein soll, ist es immerhin bemerkenswert, dass diese soziale Gefährlichkeit selbst ihren Ausdruck in »Hangtaten« finden soll, in denen sich die hangbedingte Gefährlichkeit zeige. Dass ein Hang vorliegt, soll in dieser von der Rechtsprechung herangezogenen Ableitung doch gerade belegt werden. So wie dargelegt verstandene soziale Gefährlichkeit setzt aber offenbar selbst einen Hang voraus. Unabhängig von diesen Erwägungen dürfte ein das Verständnis der Anordnungsvoraussetzung Hang jedenfalls einen recht weiten Anwendungsbereich des § 64 StGB gestatten.

**Weitere Anordnungsvoraussetzungen des § 64 StGB in der Auslegung der Strafrechtsprechung**

Auch bei weiteren Anordnungsvoraussetzungen der Unterbringung in einer Entziehungsanstalt dürfte sich eine Tendenz zu einer anwendungsfreundlichen Handhabung der Vorschrift ablesen lassen. Die Unterbringung nach

---

85 Vgl. BGH, Beschluss vom 23. August 2017 - 1 StR 367/17, NStZ-RR 2017, 370.
86 BGH, Beschluss vom 23. August 2017 - 1 StR 367/17, NStZ-RR 2017, 370 f.
87 Ständige Rspr; etwa BGH, Urteil vom 15. Mai 2014 - 3 StR 376/13, NStZ-RR 2014, 271).
88 BGH, Beschluss vom 23. August 2017 - 1 StR 367/17, NStZ-RR 2017, 370 (371).

§ 64 StGB setzt einen symptomatischen Zusammenhang zwischen dem Hang und der Anlasstat bzw. den Anlasstaten voraus, wegen der die Maßregel verhängt werden soll.[89] Seine Grundlage findet dies in der gesetzlichen Wendung, dass die Anlasstat »im Rausch begangen« oder »auf seinen Hang zurückgeht«. Ein solcher Zusammenhang liegt nach ständiger Rechtsprechung des BGH vor, wenn die Anlasstat »in dem Hang ihre Wurzel findet«, sie also Symptomwert für den Hang des Täters zum Missbrauch von Rauschmitteln hat, indem sich in ihr die hangbedingte Gefährlichkeit des Täters äußert.[90] Die Anforderungen an den so verstandenen symptomatischen Zusammenhang sind allerdings insoweit nicht hoch, als der Hang des Täters nicht die alleinige Ursache für die Begehung der Anlasstat gewesen sein muss. Der symptomatische Zusammenhang ist vielmehr bereits dann anzunehmen, wenn der Hang neben anderen Ursachen mit dazu beigetragen hat, dass der Angeklagte die fragliche Anlasstat begangen hat.[91] Es genügt mithin Mitursächlichkeit. In der Konsequenz dessen liegt es, den symptomatischen Zusammenhang beispielsweise auch dann anzunehmen, wenn bei einem auch ohne den Einfluss von Suchtmitteln zur Gewaltanwendung neigenden Täter im Zeitpunkt der Begehung der Anlasstat das zuvor konsumierte Suchtmittel eine gewisse enthemmende Wirkung gehabt hat.[92] Die Bedeutung des symptomatischen Zusammenhangs als eigenständige Anordnungsvoraussetzung ist auch aufgrund eines weiteren Umstandes als eher gering zu bewerten. Es entspricht ständiger Rechtsprechung des BGH den Symptomcharakter der Anlasstat dann anzunehmen, wenn es sich bei dieser um ein Delikt handelt, das der Täter zur Erlangung von Rauschmitteln unmittelbar oder zur Beschaffung von Mitteln für deren

---

89 Vgl. etwa BGH, Beschlüsse vom 25. Februar 2016 - 3 StR 6/16, NStZ-RR 2016, 169; vom 6. Dezember 2017 - 1 StR 415/17 -, juris, Rn. 12; vom 15. Februar 2018 - 2 StR 549/17 -, juris, Rn. 2.
90 BGH, Urteil vom 7. Dezember 2017 - 1 StR 320/17 -, juris, Rn. 42; Beschlüsse vom 25. Februar 2016 - 3 StR 6/16, NStZ-RR 2016, 169; vom 6. Dezember 2017 - 1 StR 415/17 -, juris, Rn. 12 und vom 8. November 2018 - 1 StR 482/18 -, Rn. 6 jeweils mwN.
91 Ständige Rspr.; siehe nur BGH, Beschlüsse vom 30. Juli 2013 - 2 StR 174/13 -, juris Rn. 7; vom 15. Februar 2018 - 2 StR 549/17 -, juris, Rn. 2.
92 Exemplarisch BGH, Beschluss vom 15. Februar 2018 - 2 StR 549/17 -, juris, Rn. 2; siehe auch BGH, Beschluss vom 8. November 2018 - 1 StR 482/18 -, juris Rn. 8.

Erwerb begangen hat.[93] Da das Vorliegen von Beschaffungskriminalität aber bereits ein bedeutsamer Umstand für einen Hang iSv § 64 StGB ist (siehe Unterkapitel »Hang‹ iSv § 64 StGB nach der Rechtsprechung des BGH«), geht mit einem darauf gestützten Hang der symptomatische Zusammenhang gleichsam automatisch einher.

Die relativ geringen Anforderungen an den Symptomcharakter können jedenfalls mit dazu beitragen, dass die Anzahl von Unterbringungsanordnungen steigt. Auch Einflüsse auf die Zusammensetzung der Klientel im Maßregelvollzug dürften insoweit nicht ausgeschlossen sein, als wegen des Genügens von Mitursächlichkeit des Hangs für die Anlasstaten Personen in der Entziehungsanstalt untergebracht werden, bei denen etwa dissoziale Verhaltensweisen vorliegen, die wesentliche Ursache für die Begehung der Anlasstat gewesen sind.

## 3.1.3 Bewertungen sowie Reformbedarf und Reformerwägungen

### Bewertungen

Die Analyse der Auslegung der Voraussetzungen des § 64 StGB in der Rechtsprechung der Strafgerichte lässt den Schluss zu, dass die von Maßregelvollzugseinrichtungen beklagten Steigerungen bei der Zahl der nach § 64 StGB Untergebrachten und Veränderungen in der Zusammensetzung der Betroffenen Ursachen auch in dem recht weiten Verständnis der Anordnungsvoraussetzungen durch die Rechtsprechung der Strafgerichte hat. Dies dürfte selbst wiederum durch die gegenüber den beiden anderen stationären Maßregeln besondere Ausrichtung dieser Maßregel auf die »Heilung« des suchtmittelabhängigen Straftäters als Mittel zur Überwindung der prognostisch angenommenen hangbedingten zukünftigen Gefährlichkeit mit bedingt sein. Zusammen mit dem von der Halbstrafenaussetzung nach § 67 Abs. 5 S. 1 StGB ausgehenden Wirkung scheint die Neigung zu bestehen, den freiheitsentziehenden Charakter des § 64 StGB weniger stark als bei §§ 63,

---

93 BGH, Beschlüsse vom 28. August 2013 - 4 StR 277/13, NStZ-RR 2014, 75; vom 6. Dezember 2017 - 1 StR 415/17 -, juris, Rn. 12 mwN.

66a-c StGB zu gewichten. Diese Einordnung des § 64 StGB in der Strafjustiz einerseits und die jedenfalls bei parallel angeordneten Freiheitsstrafen ab drei Jahren erhebliche Anreizwirkung für die Unterbringung in der Entziehungsanstalt bei Angeklagten andererseits dürften wesentliche Ursachen für die Entwicklung der tatsächlichen Verhältnisse dieser Maßregel sein.

Die Analyse scheint mir zunächst nahezulegen, vor dem Nachdenken über weitere Gesetzesreformen Möglichkeiten einer restriktiveren Anwendung der Voraussetzungen auf der Grundlage des geltenden Rechts zu erwägen. Wenigstens zwei der Anordnungsvoraussetzungen des § 64 StGB könnten dafür geeignet sein: das Verständnis der zentralen Anordnungsvoraussetzung »Hang« sowie die Anforderungen an den Therapieerfolg iSv § 64 S. 2 StGB. Die Inhaltsbestimmung des »Hangs« durch die Strafrechtsprechung hat sich nicht unwesentlich von der einer psychischen Abhängigkeit im Sinne eines Abhängigkeitssyndroms nach medizinisch-psychiatrischem Verständnis gelöst. U.a. die Diminuierung der Bedeutung von fehlenden Einschränkungen der Gesundheit, sowie von Beeinträchtigungen der Arbeits- und Leistungsfähigkeit und des Fehlens von Entzugserscheinungen als gegen Hang sprechende Umstände eröffnen einen weiten Anwendungsbereich des § 64 StGB, der durch eine stärkere Rückbindung an das Abhängigkeitssyndrom möglicherweise wieder etwas reduziert werden könnte. Auch die mittlerweile als Subkriterien in gewisser Weise sich verselbständigenden Aspekte der sozialen Gefährlichkeit und sozialen Gefährdung sollten in ihrer Bedeutung für die Ausfällung des Hangs überdacht werden. Das gilt insbesondere für die »soziale Gefährlichkeit«, die als Hang begründendes Kriterium zumindest im derzeitigen Verständnis in der Gefahr steht, zu einer zirkelschlüssigen Begründung des Hangs zu führen. Es könnte wenigstens der Versuch unternommen werden, in einem intensiven interdisziplinären Dialog zwischen Strafrechtsprechung und Psychiatrie, den aufgeworfenen Fragen nachzugehen. Dass Interdisziplinarität auf dieser Ebene funktioniert und in der Rechtspraxis gut handhabbare Ergebnisse hervorbringt, haben u. a. die in interdisziplinärer Autorenschaft erarbeiteten Mindeststandards zur Schuldfähigkeitsbegutachtung[94] gezeigt.

---

94 *Boetticher/Nedopil/Bosinki/Saß*, NStZ 2005, 57 ff.

Für die Anforderungen an die Prognose über einen hinreichend konkreten Therapieerfolg gilt Entsprechendes. Die aktuelle Fassung des § 64 S. 2 StGB mag durch die Einfügung der Wendung »innerhalb der Frist nach § 67d Absatz 1 Satz 1 oder 3« StGB zu einer zusätzlichen Erweiterung des Anwendungsbereichs des § 64 StGB geführt haben. Allerdings sollte bei der konkreten Rechtsanwendung nicht aus dem Blick geraten, dass der Gesetzgeber nach wie vor im Grundsatz von einer Höchstfrist des stationären Vollzugs von zwei Jahren ausgeht (§ 67d Abs. 1 S. 1 StGB). Ob bei einer prognostisch zwei Jahre übersteigenden stationären Therapie[95] ungeachtet der rechtlichen Verlängerung aus § 67d Abs. 1 S. 2 StGB ohne Weiteres von einem hinreichend konkreten Therapieerfolg ausgegangen werden kann, erscheint noch näherer Erwägungen bedürftig.

## Reformbedarf und Reformerwägungen

In jüngerer Zeit sind vor dem geschilderten Hintergrund steigender Zahlen im Maßregelvollzug des § 64 StGB Untergebrachter mehrfach Vorschläge zur Reform des geltenden Rechts unterbreitet worden.[96] Wie vorstehend angedeutet, scheint mir zwingender Reformbedarf ohne vorherigen Versuch, nach Wegen einer restriktiveren Anwendung des geltenden Rechts zu suchen, noch nicht ausgemacht. Für den Fall, dass das nicht für ausreichend erfolgversprechend erachtet wird, erfolgen einige wenige Erwägungen zu den bereits unterbreiteten Reformvorschlägen außerhalb eines Gesetzgebungsvorhabens.

a) Der Vorschlag, § 81 StPO dahingehend zu erweitern, eine bis zu sechswöchige Unterbringung eines Beschuldigten in einer Entziehungsanstalt zur Vorbereitung eines Gutachtens über die Voraussetzungen der

---

95 Insoweit haben die Erwägungen von BGH, Beschluss vom 25. März 2014 - 3 StR 11/14, StV 2015, 219 f. zur stationären Phase als Berechnungsmaßstab des § 67d Abs. 1 S. 1 StGB m.E. weiterhin Bedeutung.
96 Vor allem *Querengässer/Ross/Bulla/Hoffmann*, NStZ 2016, 508 ff.; *Schalast* NStZ 2017, 433 ff.

§ 64 StGB, insbesondere den hinreichend konkreten Therapieerfolg, zu gestatten,[97] ist sicherlich zur Verbesserung der Zuverlässigkeit der Prognose über den voraussichtlichen Therapieerfolg erwägenswert. Das geltende Recht lässt eine solche Unterbringung aber ohnehin grundsätzlich bereits zu.[98] Soweit der Vorschlag darauf abzielen sollte, bereits während dieser Unterbringung zur Begutachtung therapeutische Maßnahmen zu beginnen bzw. zu erproben, sind allerdings aus Art. 2 Abs. 1 iVm Art. 1 Abs. 1 GG resultierende verfassungsrechtliche Grenzen zu berücksichtigen. Therapeutische Eingriffe sind lediglich dann gerechtfertigt, wenn eine hinreichend zuverlässige Indikation bereits besteht. Eine mit Freiheitsentzug verbundene Therapie ausschließlich zur Erprobung wäre unzulässig.[99]

b) Eine gewisse Skepsis scheint mir gegenüber dem Vorschlag einer Suchttherapie als sequentielles Zusatzangebot des Regel(straf)vollzugs[100] angebracht. Das Modell weist, wenn ich es zutreffend verstehe, zwei Komponenten auf: Zum einen wird im Urteil des erkennenden Gerichts festgestellt, dass der fragliche Täter für eine therapeutische Behandlung im Maßregelvollzug grundsätzlich in Frage kommt. Zum anderen würde dann je nach Verlauf des Freiheitsstrafenvollzugs und unter Berücksichtigung der Kapazitäten der Maßregelvollzugsanstalt eine Überweisung in die Entziehungsanstalt für einen zeitlich klar umrissenen Behandlungsabschnitt erfolgen. Mehrere solcher Behandlungsabschnitte könnten nacheinander erfolgen.[101] Diese Konzeption kann jedoch Gefahr laufen, die nach wie vor bestehenden kategorialen Unterschiede (auch in der verfassungsrechtlichen Legitimation) von Strafen einerseits und Maßregeln andererseits ohne ausreichend tragfähigen Sachgrund aufzuweichen, auch wenn der Reformvorschlag primär die Vollzugsebene betrifft, auf der Maßregelvollzug und Strafvollzug zumindest auf der Zielebene, Schaffung von Voraussetzungen

---

97 *Querengässer/Ross/Bulla/Hoffmann*, NStZ 2016, 508 (511 f.).
98 Siehe nur *Trück* in MünchKommStPO, Band 1, 2014, § 81 Rn. 5 mwN.
99 BVerfGE 91, 1 <29>; auf diese Entscheidung verweisen *Querengässer/Ross/Bulla/Hoffmann*, NStZ 2016, 508 (512) in anderem Kontext insoweit zutreffend.
100 *Querengässer/Ross/Bulla/Hoffmann*, NStZ 2016, 508 (512 f.).
101 *Querengässer/Ross/Bulla/Hoffmann*, NStZ 2016, 508 (513).

## 3.1 Bemerkungen auf der Grundlage der Rechtsprechung

zukünftiger Straffreiheit u. a. durch Resozialisierung, weitgehend übereinstimmen.[102] In die diskutierte Richtung weisende Vorschläge müssten jedenfalls sicherstellen, dass durch die Integration des Suchtbehandlung in den Vollzug der parallel verhängten Freiheitsstrafe letztere nicht den Charakter einer Sicherungsstrafe erhalten darf.[103] Im Übrigen müsste der Vorschlag so ausgeführt werden, dass er im Ergebnis nicht auf das Schicksal des früher im Strafgesetzbuch enthaltenen, aber nie in Kraft getretenen § 65 StGB (Unterbringung in der Sozialtherapie als Maßregel) hinausläuft und zu einer reinen Vollzugslösung wird, bei der am Ende die Behandlung der Sucht vorrangig durch die Kapazitäten der Maßregelvollzugseinrichtung bestimmt wird. Wenn die Anordnungsvoraussetzungen des § 64 StGB erhalten bleiben, die prognostizierte zukünftige Gefährlichkeit des Täters sich also gerade aus seiner Suchtmittelabhängigkeit speist, könnte ein nach »Behandlungsplatzlage« betriebener Vollzug u. a. mit Anforderungen des Freiheitsgrundrechts in Konflikt geraten.

c) Der Vorschlag, § 64 StGB durch eine grundlegende Neufassung zu einer »probatorischen Unterbringung« umzugestalten,[104] bedürfte einer sorgfältigen Überprüfung auf seine Vereinbarkeit mit dem verfassungsrechtlichen Verbot einer ohne hinreichend zuverlässige Indikation erfolgenden, der Erprobung dienenden Therapie.[105] Wie eine für die Anordnung der Maßregel erforderliche hinreichend sichere Prognose eines Therapieerfolges mit der »probatorischen« Unterbringung zu vereinbaren ist, müsste näher dargelegt werden. Eine verfassungsrechtliche Einordnung muss wegen der eigenen richterlichen Tätigkeit jedoch hier unterbleiben.

---

102 Näher *Radtke* GA 2011, 636 (644 f.).
103 Zu den verfassungsrechtlichen Implikationen einer Sicherungsstrafe vgl. *Radtke* GA 2011, 636 (649).
104 *Queregässer/Ross/Bulla/Hoffmann*, NStZ 2016, 508 (511 f.).
105 BVerfGE 91, 1 <29>.

## 3.2 Plädoyer für die Abschaffung des § 64 StGB

*Tilman Steinert, Hans-Joachim Traub, Hans-Joachim Weitz*

Die Forderung nach der Abschaffung von »Sondergesetzen« für Menschen mit psychischen Erkrankungen ist derzeit in manchen Kreisen populär. Sie nimmt Bezug auf die Stellungnahmen des UN-Ausschusses zur Umsetzung der UN-Behindertenrechtskonvention und die nachfolgenden, im Wesentlichen inhaltsgleichen Stellungnahmen des Deutschen Instituts für Menschenrechte (Vereinte Nationen 2013, 2015). Dies ist nicht die Motivation des vorliegenden Beitrags. Wir haben uns davon an anderer Stelle deutlich distanziert (Steinert 2019), als federführender Autor der DGPPN S3-Leitlinie »Verhinderung von Zwang: Prävention und Therapie aggressiven Verhaltens bei Erwachsenen« (DGPPN 2018) vertritt der Erstautor (T.S.) hier eine pragmatische, Evidenz-basierte Grundhaltung. Dennoch sehen wir gute Gründe, Legitimation und Zweckmäßigkeit des § 64 StGB zumindest in der bisherigen Form in Frage zu stellen. Dies geschah erstmals 2017 in einer »Debatte« in der Zeitschrift Psychiatrische Praxis (Steinert 2017), wobei auch der Opponent im Diskurs, Klaus Hoffmann, ebenfalls einen deutlichen Reformbedarf formuliert hatte (Hoffmann und Mielke 2017). Die Gründe für unsere Position möchten wir im Folgenden darlegen; sie sind sowohl rechtlicher als auch wissenschaftlicher und pragmatischer Art.

### 3.2.1 Gleichheit vor dem Recht

Seit Jahren gibt es eine Kontroverse um die Auslegung der UN-Behindertenrechtskonvention (UN-BRK). Diese dreht sich zentral um den Artikel 12 (Gleichheit vor dem Recht). In Artikel 12 heißt es unter anderem:

(2) »Die Vertragsstaaten anerkennen, dass Menschen mit Behinderungen in allen Lebensbereichen gleichberechtigt mit anderen Rechts- und Handlungsfähigkeit genießen.«

(4) »Die Vertragsstaaten stellen sicher, dass zu allen die Ausübung der Rechts- und Handlungsfähigkeit betreffenden Maßnahmen im Einklang mit den internationalen Menschenrechtsnormen geeignete und wirksame

Sicherungen vorgesehen werden, um Missbräuche zu verhindern. Diese Sicherungen müssen gewährleisten, dass bei den Maßnahmen betreffend die Ausübung der Rechts- und Handlungsfähigkeit die Rechte, der Wille und die Präferenzen der betreffenden Person geachtet werden...«. Es besteht eine weitreichende Übereinkunft, dass psychisch kranke Menschen zumindest teilweise unter die Definition einer Behinderung fallen. Eine genaue Abgrenzung im Einzelfall wird als irrelevant erachtet, weil die UN-BRK wie andere Menschenrechtskonventionen so zu verstehen ist, dass sie für eine besondere Gruppe explizit Menschenrechtsstandards beschreibt, die aber ohnehin für alle Menschen gültig sind. Besonders brisant an der UN-BRK und insbesondere an dem Artikel 12 ist weniger, was darin gefordert wird, als was darin *nicht* steht. In der ganzen UN-BRK taucht das Konzept der *Einwilligungsunfähigkeit* an keiner Stelle auf. Daraus haben der UN-Ausschuss zur Umsetzung der UN-BRK und das Deutsche Institut für Menschenrechte abgeleitet, dass ein derartiges Konstrukt mit den Menschenrechten nicht vereinbar sei (Vereinte Nationen 2013, 2015, Dt. Institut für Menschenrechte 2012). Dieses Konstrukt ist allerdings zentral in der medizinischen Ethik und rechtfertigt zahlreiche »Sondergesetze« für psychisch Kranke, vom Betreuungsrecht über die öffentlich-rechtliche Unterbringung bis zur Exkulpierung im Strafrecht (DGPPN 2014, Steinert 2017). Der UN-Ausschuss für die Rechte von Menschen mit Behinderungen und das Deutsche Institut für Menschenrechte haben, der beschriebenen Logik folgend, wiederholt und mit sehr harschen Formulierungen gefordert, Deutschland möge alle »Sondergesetze« für psychisch kranke Menschen abschaffen beziehungsweise dahingehend reformieren, dass nur »unterstützte Entscheidungen« für Menschen mit Behinderungen zulässig sind (Dt. Institut für Menschenrechte 2012, Vereinte Nationen 2015). Jegliche Form von Zwang solle verboten werden. Implizit beinhaltet dies auch die Abschaffung der Rechtsvorschriften, welche die forensische Psychiatrie begründen. Deren zentrales Konstrukt ist die verminderte oder aufgehobene Schuldfähigkeit, welche nicht identisch, aber doch verwandt mit der Einwilligungsfähigkeit ist. Wenn psychisch kranke Menschen, wie von dem UN-Ausschuss postuliert, grundsätzlich immer rechtlich handlungsfähig wären, müssten sie auch grundsätzlich immer rechtlich verantwortlich sein (was die genannten Exegeten der UN-BRK auch keineswegs bestreiten).

Nun hat das Bundesverfassungsgericht allerdings in seinem Urteil vom 24.07.2018 zu Fixierungen klargestellt, dass die UN-BRK im Rang eines Bundesgesetzes steht. Das Mandat zur Rechtsanwendung und damit zu dessen Auslegung für Deutschland hat damit aber eben die rechtsprechende Gewalt (Burghart 2018), also letztlich das Bundesverfassungsgericht und nicht ein Ausschuss der UN (Bundesverfassungsgericht 2018). Das Bundesverfassungsgericht hat nachdrücklich und wiederholt in seinen Entscheidungen auf das Konstrukt der bei psychischen Erkrankungen vorkommenden Einwilligungsunfähigkeit verwiesen und rechtfertigt damit u. a. auch Grundrechtseingriffe unter definierten restriktiven Bedingungen (Bundesverfassungsgericht 2011, 2018).

Was nun die Normen des Strafgesetzbuchs bezüglich der forensischen Psychiatrie betrifft, kann die »Sonderbehandlung« einer Unterbringung in einem psychiatrischen Krankenhaus für den § 63 StGB gut an diesem Konstrukt anknüpfen. Das Eingangskriterium ist kategorial trennscharf definiert und bezieht sich auf die Schuldunfähigkeit: »Hat jemand eine rechtswidrige Tat im Zustand der Schuldunfähigkeit (§ 20) oder der verminderten Schuldfähigkeit (§ 21) begangen, so ordnet das Gericht die Unterbringung in einem psychiatrischen Krankenhaus an...«. Während § 63 StGB sich auf die psychotischen Störungen, schweren Persönlichkeitsstörungen und Intelligenzminderungen (ICD-10 F2, F3, F6, F7) bezieht, regelt § 64 StGB die Verfahrensweise bei Abhängigkeitserkrankungen (ICD-10 F1). Der § 64 StGB ist aber *nicht strukturgleich* mit § 63 StGB. Die entsprechende Formulierung lautet hier: »Hat eine Person den Hang, alkoholische Getränke oder andere berauschende Mittel im Übermaß zu sich zu nehmen, und wird sie wegen einer rechtswidrigen Tat, die sie im Rausch begangen hat oder die auf ihren Hang zurückgeht, verurteilt oder nur deshalb nicht verurteilt, weil ihre Schuldunfähigkeit erwiesen oder nicht auszuschließen ist, so soll das Gericht die Unterbringung in einer Entziehungsanstalt anordnen...«. Anders als beim § 63 StGB ist die Feststellung der Schuldunfähigkeit im § 64 StGB *keine notwendige Voraussetzung*, sondern es genügt der sehr viel vagere und psychiatrisch nicht klar bestimmte Begriff des »Rauschs«, um eine »Sonderbehandlung« zu rechtfertigen. Das alternative Eingangskriterium »...auf ihren Hang zurückgeht« ist noch problematischer. Es fordert die Feststellung eines kausalen Zusammenhangs zwischen einer Straftat und einer »eingewurzelte[n], aufgrund psychischer Disposition bestehende[n] oder durch Übung erworbenen intensive[n] Neigung, immer wieder Alkohol oder andere Rauschmittel im Übermaß zu sich zu nehmen« (BGH 1998). Zum einen sind derartige kausale Festlegungen in multifaktoriell bedingten sozialen Handlungsabläufen ohnehin schwierig, zum anderen zeigt die Praxis, dass die Abgrenzung von strafbaren Handlungen, die in einer Abhängigkeit begründet sind, von solchen, die eher der »Neigung« zu einem dissozialen Lebensstil zuzuordnen sind (welcher seinerseits Substanzmissbrauch beinhaltet, aber auch Annehmlichkeiten durch deren illegalen Vertrieb), sowohl von Gutachtern als auch von Gerichten offenbar schwer zu treffen ist und sich retrospektiv häufig als Fehleinschätzung erweist.

Alkoholmissbrauch bzw. -abhängigkeit ist diejenige psychische Störung, die mit dem höchsten Risiko für Gewalttaten assoziiert ist (Chang et al. 2015). In Deutschland geht man in der erwachsenen Allgemeinbevölkerung zwischen 18–64 Jahren von einer Prävalenz von 1,54–2,04 Mio. Menschen mit Alkoholabhängigkeit und weiteren 1,39–1,87 Mio. aus, die den Kriterien eines Alkoholmissbrauchs entsprechen (Pabst et al. 2012). Das Eingangsmerkmal eines »Hangs« dürfte also etwa auf drei Mio. Menschen in Deutschland zutreffen, die ein statistisch erhöhtes Risiko haben, straffällig zu werden. Bei Gewaltdelikten stehen 30–50 % der Täter unter Alkoholeinfluss, 5–15 % der Tatverdächtigen sind Konsumenten illegaler Drogen. Mindestens ein Drittel der Menschen im Strafvollzug ist nach Schätzungen alkohol- und/oder drogenabhängig (Schalast 2013). Die überwiegende Mehrzahl der suchtmittelabhängigen Straftäter wird nicht nach § 64 StGB in die forensische Psychiatrie eingewiesen. § 64 StGB beschreibt insofern eine *Sonderregelung für eine unscharf definierte Personengruppe*, die auch nicht an dem vom Bundesverfassungsgericht formulierten Ankerpunkt der Einwilligungsunfähigkeit bzw. an dem verwandten in § 20 StGB verwendeten Konstrukt der Einsichtsunfähigkeit anknüpft. Insofern kann durchaus kritisch diskutiert werden, ob speziell dieses Konstrukt des Strafrechts mit der UN-BRK vereinbar ist. Ebenso könnte es sich um eine Verletzung des verfassungsrechtlichen Bestimmtheitsgebots gemäß Art. 103 Absatz 2 des Grundgesetzes handeln. Zwar hat § 64 StGB durch die Rechtsprechung in der Praxis eine Konturierung erhalten, wie die sogleich in den Kapiteln 5.3 und 5.4 zu diskutierenden Zahlen nahelegen, führt die Auslegung und Rechtsanwendung aber gleichwohl häufig zu

»Fehlbelegungen«, weshalb auch insoweit Zweifel an der Norm verbleiben. Das Bundesverfassungsgericht hat dazu bisher noch nicht Stellung genommen. Dies ist möglicherweise deshalb der Fall, weil die »Sonderbehandlung« gemäß § 64 StGB bezüglich der Strafzumessung eher eine Privilegierung als eine Benachteiligung darstellt, was allerdings von psychiatrischer Seite als Fehlkonstrukt bemängelt wird und kein Argument für die Beibehaltung sein dürfte (Hoffmann und Mielke 2017).

Ein weiterer rechtlich problematischer Aspekt könnte die Frage betreffen, ob es sich bei der Unterbringung nach § 64 StGB nicht bereits um eine *Zwangsbehandlung* handelt. Gemäß den Entscheidungen des Bundesverfassungsgerichts von 2011 und im Übrigen in völliger Übereinstimmung der ärztlichen Ethik (DGPPN 2014) sind Zwangsbehandlungen bei einwilligungs*fähigen* Menschen grundsätzlich nicht zulässig. Dementsprechend wurden inzwischen die Gesetzgebungen auch für den Maßregelvollzug bezüglich einer Zwangsbehandlung angepasst. Eine Zwangsbehandlung wird zwar oft mit einem Eingriff in die körperliche Unversehrtheit einhergehen, kann aber auch dann vorliegen, wenn ohne körperlichen Eingriff Therapiemaßnahmen gegen den Willen der Betroffenen erfolgen, da der Grundrechtsschutz auch die Entscheidung über den Umgang mit der eigenen Gesundheit nach eigenem Gutdünken umfasst (Bundesverfassungsgericht 2016).

Im Bereich der psychotischen Störungen betreffen Zwangsbehandlungen in aller Regel Psychopharmaka, die Maßregelvollzugsgesetze beziehungsweise PsychKHGs regeln die Voraussetzungen für eine Genehmigungsfähigkeit. Im Fall der Suchterkrankungen steht eine Zwangsbehandlung mit Medikamenten nicht zur Debatte. Das gesamte Behandlungskonzept ist notwendigerweise im weiteren Sinne psychotherapeutisch und umfasst zahlreiche Behandlungselemente, die auf den Stationen des Maßregelvollzugs auch mehr oder weniger umfänglich angeboten werden. Nachdem in rechtlicher Hinsicht einer Unterbringung nach § 64 StGB auch nicht per se entgegen steht, dass der Betroffene/die Betroffene eine mangelnde Therapiemotivation hat, also therapieunwillig ist, kann eine Unterbringung auch in diesem Fall – sofern diese bei einer Gesamtbetrachtung eine hinreichende Erfolgsaussicht hat – angeordnet werden (Kinzig 2019). Begründet wird dies damit, dass Ziel einer Behandlung im Maßregelvollzug gerade sein kann, die Therapiebereitschaft der Betroffenen überhaupt erst zu wecken (Kinzig

2019), was in der Regel ein kommunikatives oder tatsächliches Einwirken auf die Betroffenen beinhalten wird. Da der Zweck der Einweisung in eine psychiatrische Klinik nach § 64 StGB primär in der Behandlung besteht und diese Behandlung nicht nur einzelne definierte Elemente (wie ein Medikament) umfasst, sondern sich notwendig und gewollt im gesamten Setting einer Station repräsentiert, was natürlich auch entsprechende Kontaktaufnahmen umfasst, kann unseres Erachtens mit guten Gründen unterstellt werden, dass es sich insoweit auch um eine Zwangsbehandlung handelt, sofern die Betroffenen nicht ihr ausdrückliches Einverständnis erklären. Im Gegensatz zu Menschen mit psychotischen Störungen sind Menschen mit Abhängigkeitserkrankungen aber spätestens nach Abklingen des akuten Rauschs in aller Regel einwilligungsfähig. Tatsächlich fügen sich in der Praxis viele der nach § 64 StGB Untergebrachten nur deshalb »freiwillig« in das therapeutische Setting, weil ihnen damit eine Strafverkürzung in Aussicht steht.

Zusammenfassend ist das Konstrukt des § 64 StGB demnach in mehrerlei Hinsicht problematisch und überprüfungsbedürftig. Ob die »Gleichheit vor dem Recht« im Sinne der UN-BRK in Anbetracht der unscharfen Bestimmungen sichergestellt ist, erscheint fraglich. Nimmt man auf das vom Bundesverfassungsgericht in Abgrenzung zur UN-BRK herausgestellte Konzept der Einwilligungsunfähigkeit Bezug, entsprechen die Eingangskriterien des § 64 StGB diesem bereits deswegen nicht, weil letzterer nur auf eine Unterbringung abzielt und die Einsicht(un)fähigkeit nicht zum Gegenstand hat. Zudem stellt sich die Frage, ob es sich bei dem Verbringen der Betroffenen in ein therapeutisches Setting gegen deren Willen bereits um eine unzulässige Zwangsbehandlung von Einwilligungsfähigen handelt.

### 3.2.2 Praxis

In der Praxis klagen die forensisch-psychiatrischen Kliniken mit nach § 64 StGB untergebrachten Straftätern seit Jahrzehnten über »Fehlbelegung« als Hauptproblem (Hoffmann und Mielke 2017). Unter »Fehleinweisung« wird üblicherweise verstanden, dass sich herausstellt, dass die betreffende Person die relevante Straftat nicht als Folge eines »Hangs« zum Substanzmissbrauch begangen hat, sondern im Kontext eines dissozialen Lebensstils oder einer entsprechenden Persönlichkeitsstörung. Substanzmissbrauch ist dabei in der Regel nur ein Teil eines überdauernden, mit zahlreichen Gesetzesnormen in Konflikt stehenden Verhaltensmusters, das auch bei (zumeist vorübergehender) Abstinenz überdauert, als eigentliche Ursache der erfolgten Straftaten verstanden werden muss und einer Therapie häufig kaum zugänglich ist. Ob diese Konstellation bereits bei der Begutachtung oder der Gerichtsverhandlung erkannt werden kann oder muss, wird häufig kontrovers beurteilt. Jedenfalls ist das Phänomen dieser »Fehlzuweisungen« seit langem bekannt und alle Versuche, es einzugrenzen, haben sich offensichtlich als unwirksam erwiesen. Die Gesetzesreform von 2007 mit der Umwandlung einer Muss-Vorschrift in eine Soll-Vorschrift hat die Erwartung jedenfalls nicht erfüllt (Schalast 2012, 2013a). Anstelle einer erwarteten Eingrenzung einer sinnvollen Indikation wird eine stetige Zunahme der Zuweisungen beobachtet (Kinzig 2019). Besonders beunruhigend im Hinblick auf die Rechtspraxis erscheint der Befund, dass die Einweisungshäufigkeit nach § 64 StGB in den einzelnen Bundesländern großen Unterschieden unterliegt. Für die Jahre 1995–2015 ergibt sich nach der Strafverfolgungsstatistik (Forschungsdaten des Bundes und der Länder 2017) ein Anstieg der Zuweisungen für die alten Bundesländer um 147 %, nach dem linearen Trend berechnet (▶ Abb. 3.1). In absoluten Angaben bedeutet diese Entwicklung eine jährliche Steigerung um 66 Zuweisungen, wobei eine getrennte Berechnung für den Zeitraum vor und nach der Gesetzesreform von 2007 kaum Unterschiede ergibt.

Die Zuweisungen in den neuen Bundesländern, die seit 2010 vollständig vorliegen, folgen dabei im Wesentlichen dem nur noch leichten Anstieg der alten Länder im Zeitraum von 2010-2015, insgesamt um 5,3 % (jährliche Steigerung um 25 Zuweisungen).

Die Zuweisungshäufigkeit der einzelnen Länder wird in Abbildung 3.2 dargestellt (▶ Abb. 3.2). Die durchschnittlichen jährlichen Zuweisungen im Zeitraum von 2010–2015 erreichen in Bayern mit 834 etwa ein Drittel (34 %) der Anzahl von Deutschland insgesamt. In Bezug auf die Bevölkerungszahlen (Zuweisungen auf 100.000 Einwohner) ergibt sich in Bayern eine jährliche »Inzidenzrate« von 6,6 Zuweisungen, während andere große Flächenländer wie Nordrhein-Westfalen (2,1) und Baden-Württemberg (1,9) nur etwa ein Drittel erreichen.

## 3.2 Plädoyer für die Abschaffung des § 64 StGB

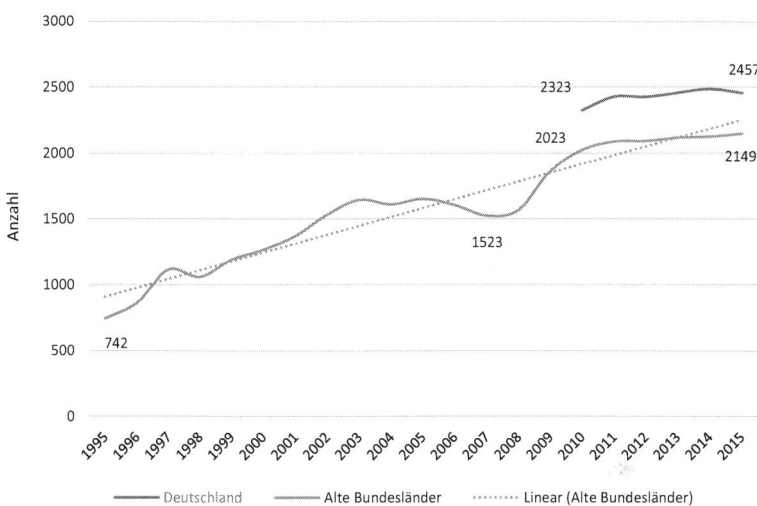

**Abb. 3.1:** Zuweisungen gemäß § 64 StGB

Die erhöhte Zuweisungshäufigkeit in Bayern geht in den Patientenmerkmalen einher mit kürzeren Haftstrafen, weniger und kürzeren Vorstrafen. Es finden sich häufigere Verstöße gegen das BtMG und mehr Einschätzungen einer vollen Schuldfähigkeit.

Länderspezifischen Unterschiede ergeben sich auch in der längerfristigen Entwicklung der Zuweisungen seit 1995. Während Bayern mit einer Steigerung von 111 % noch unter dem Durchschnitt von 147 % bleibt, differieren die Zunahmen in anderen Ländern teilweise deutlich (Niedersachsen: 418 %; Hessen: 42 %).

Die Befunde aus der Praxis bestätigen somit die zuvor theoretisch abgeleitete Annahme, dass die Anwendung des § 64 StGB sowohl in rechtlicher als auch in psychiatrisch-medizinischer Hinsicht so unscharf definiert ist, dass eine »Gleichheit vor dem Recht« zu bezweifeln ist. Angesichts der Schwere des Grundrechtseingriffs erscheint dies bedenklich und war offenbar durch alle bisherigen Reformen nicht zu lösen.

Teil 3 Für und Wider

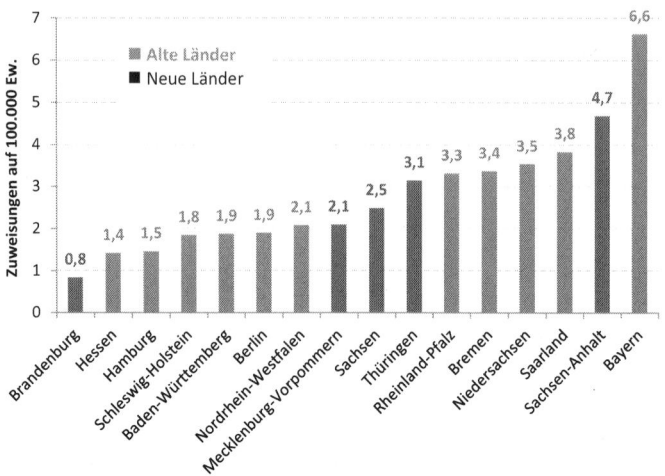

**Abb. 3.2:** Zuweisungshäufigkeit der Bundesländer (2010–2015)

### 3.2.3 Evidenz

Der § 64 StGB ist unseres Wissens einer der diversen deutschen »Sonderwege« in der psychiatrischen Versorgung. In anderen europäischen Ländern sind Abhängigkeitserkrankungen von der forensischen Psychiatrie entweder explizit ausgeschlossen oder es gibt zumindest eine sehr restriktive Eingrenzung z. B. auf hirnorganische Folgeerkrankungen (Salize und Dressing 2005). Es gibt deshalb keine auf die deutschen Verhältnisse übertragbare Evaluationsforschung, die Antworten zu der Frage beitragen könnte, ob das angestrebte Ziel der »Sicherung und Besserung« durch diese Maßnahme erreicht werden kann. Als Ziel des Maßregelvollzugs nach § 64 StGB kann eine möglichst geringe Rückfälligkeit hinsichtlich Straffälligkeit und Substanzmittelmissbrauch definiert werden. Wenn man nicht die rechtliche, sondern die medizinische Perspektive einnimmt, ist die Einweisung nach § 64 StGB als Intervention zu betrachten, deren Wirksamkeit im Hinblick auf die genannten Therapieziele evaluiert werden sollte. Retrospektive Evaluationen (ohne Kontrollgruppe) fallen sehr ernüchternd aus. Eine Beendigung mangels Aussicht auf Behandlungserfolg erfolgt in

## 3.2 Plädoyer für die Abschaffung des § 64 StGB

fast der Hälfte der Fälle (Schalast 2013b), in einer Studie aus Nordrhein-Westfalen sogar bei 73 % (Pollähne und Kemper 2007). Zum Zeitpunkt der artikulierten Forderung nach Abschaffung des § 64 StGB in dem Debattenbeitrag 2017 (Steinert 2017) gab es keine wissenschaftliche Evidenz aus prospektiven kontrollierten Studien. Inzwischen ist die große prospektiv angelegte Studie von N. Schalast in Nordrhein-Westfalen abgeschlossen und die Ergebnisse wurden wiederholt öffentlich präsentiert. Eine Publikation in einem Fachjournal liegt allerdings zum Zeitpunkt der Verfassung dieses Beitrags noch nicht vor, lediglich die Beschreibung des geplanten Studiendesigns (Schalast und Kösters 2008). Trotzdem ist eine vorläufige Kommentierung aufgrund der vorgetragenen Ergebnisse möglich, ohne diese hier konkret zu referieren. Die Studie ist sorgfältig angelegt und untersucht an einer hinreichend großen, weitgehend unselektierten Zahl von Probanden aus dem Maßregelvollzug nach § 64 StGB die Frage der Legalbewährung. Als Vergleichsgruppe wurde eine nach möglichst vielen Merkmalen gematchte Kontrollgruppe aus dem Strafvollzug gewählt. Eine randomisierte Zuweisung (in Maßregelvollzug vs. Vollzug) war aus rechtlichen Gründen natürlich nicht möglich. Die Kontrollgruppe in Haft erhielt die dort übliche Therapie, d. h. in der Regel keine. Im Ergebnis zeigte sich eine signifikant bessere Legalbewährung und Abstinenz bei den Patienten im Maßregelvollzug, was als Erfolg der Maßnahme interpretiert werden kann. Die Studie erfüllt auch hohe Anforderungen bezüglich der Qualität im Hinblick auf Studiendesign, Fallzahl, Auswertungsmethoden etc. Daraus eine generelle »medizinische« Legitimation für die Notwendigkeit von Entziehungsanstalten nach § 64 StGB abzuleiten, ist dennoch zu weit gegriffen. Die Studie weist immanent mindestens zwei grundsätzliche erhebliche Beschränkungen auf.

1. Die Behandlungsbedingung, mit der verglichen wird, ist, entsprechend der bundesdeutschen Realität, »keine Behandlung«. Dass ein hoher Einsatz von qualifiziertem therapeutischen Personal über längere Zeit mit entsprechenden Ressourcen positive Effekte zeitigt, ist beruhigend, aber auch nicht sehr erstaunlich. Die Frage bleibt offen, ob es sich um die einzig mögliche oder zumindest bestmögliche Form handelt, diese Effekte zu erreichen. Ein »fairer« Vergleich wäre es gewesen, die Behandlung im Maßregelvollzug mit einem mit vergleichbaren perso-

nellen Ressourcen ausgestatteten Behandlungsangebot für Suchtkranke im Regelvollzug zu vergleichen. Dies war aber nicht möglich, weil es gegenwärtig nicht vorgesehen ist und entsprechende Ressourcen nicht zur Verfügung stehen.

2. Der Matchingprozess mit dem Ziel einer möglichst weitgehenden Angleichung von Untersuchungsgruppe und Kontrollgruppe wurde nach zahlreichen verfügbaren demografischen und kriminalitätsbezogenen Merkmalen vorgenommen. Dies geschah unter Berücksichtigung der zur Verfügung stehenden Daten vermutlich in bestmöglicher Weise. Was notwendigerweise (weil nicht als Daten vorliegend) unberücksichtigt blieb, waren allerdings all jene Faktoren, welche die Gerichte entweder zur Zuweisung in den Vollzug oder in den Maßregelvollzug bewogen hatten, d. h. vermutlich psychiatrische Symptome, Persönlichkeitsmerkmale und Merkmale des Tatgeschehens. Idealerweise sollten sich diese Merkmale für die wissenschaftliche Evaluation zwischen der Untersuchungs- und der Kontrollgruppe nicht unterschieden haben. Eine unverzerrte Evaluation erfordert, dass die Gruppen sich nur durch die erhaltene Intervention, nicht durch die Eigenschaften der Probanden unterscheiden. Eben dies wird in klinischen Studien durch die randomisierte Gruppenzuteilung sichergestellt. Im vorliegenden Fall kann aber mit großer Sicherheit davon ausgegangen werden, dass die Entscheidungen der Gerichte trotz der zuvor beschriebenen zahlreichen Unschärfen eben nicht zufällig waren, sondern dass beabsichtigt selektiv diejenigen Personen in den Maßregelvollzug zugewiesen wurden, bei denen am ehesten eine Erfolgsaussicht gesehen wurde. Dies ist bekanntlich auch Teil der Gesetzesgrundlage des § 64 StGB: »Die Anordnung ergeht nur, wenn eine hinreichend konkrete Aussicht besteht, die Person durch die Behandlung in einer Entziehungsanstalt innerhalb der Frist nach § 67 g Abs. 1 Satz 1 oder 3 zu heilen oder über eine erhebliche Zeit vor dem Rückfall den Hang zu bewahren und von der Begehung erheblicher rechtswidriger Taten abzuhalten, die auf ihren Hang zurückgehen«. Damit ist von einem starken Selektionsbias in der Stichprobenzuteilung zwingend auszugehen. Wenn alle »schlechten Risiken« der Kontrollgruppe zugewiesen werden, ist es sehr wenig überraschend, wenn die Therapiegruppe besser abschneidet. Als verwertbares Ergebnis im Sinne der evidenzbasierten Medizin, das z. B. eine Leitli-

nienempfehlung rechtfertigen würde, ist diese Studie deshalb nicht anzusehen.

### 3.2.4 Geeignetheit für einen legitimen Zweck

Die Ziele im Maßregelvollzug sind die Sicherung und Besserung, die Mittel sind die einer forensisch-psychiatrischen Klinik. Eine psychiatrische Klinik benötigt für die Entfaltung ihrer Wirksamkeit eine therapeutische Atmosphäre. Diese bedarf, gerade in der forensischen Psychiatrie und im verstärkten Maß bei Störungsbildern, bei denen nicht auf die therapeutische Wirkung von Medikamenten vertraut werden kann, eine angemessene und förderliche Balance von Elementen wie Offenheit, Vertrauen und gegenseitige Unterstützung einerseits und Kontrolle und notfalls auch Restriktionen andererseits. Dass derartige Merkmale sowohl auf allgemeinpsychiatrischen als auch auf forensisch-psychiatrischen Stationen eine große Rolle spielen, konnte kürzlich in einer großen Untersuchung des Stationsklimas auf 104 Stationen, davon 57 in der forensischen Psychiatrie, gezeigt werden (Schalast und Sieß 2018). Einer der Autoren dieses Beitrags (T.S.) hat Mitte der 1980er Jahre auf einer derartigen Station gearbeitet und die auch damals schon durchaus nicht unproblematische Atmosphäre in einer derartigen Einrichtung erfahren. Das Setting war aber primär therapeutisch angelegt; die Stationstüre war natürlich geschlossen, die Sicherungsvorkehrungen insgesamt aber relativ gering. Entweichungen kamen immer wieder vor, sie endeten stets unspektakulär und die Öffentlichkeit nahm davon kaum oder gar nicht Kenntnis. Diese Rahmenbedingungen haben sich grundlegend gewandelt. Einerseits zeigen Teile der behandelten Klientel, vorwiegend aufgrund der bereits thematisierten »Fehlzuweisungen«, eine teils hohe kriminelle Energie; andererseits ist das Interesse der Medien und der Öffentlichkeit an Entweichungen sehr stark gestiegen. Ausführliche Berichte in Boulevardzeitungen und Fernsehen und Fahndungen mit Hubschraubereinsatz sind inzwischen eher die Regel als die Ausnahme, auch bei Patienten, die von Klinikseite als nicht gefährlich eingeschätzt werden. Infolgedessen ist ein hoher Druck seitens der vorgesetzten Landesbehörden entstanden, Entweichungen unbedingt zu verhindern. Tatsächlich ist deren Zahl, in deutlichem Kontrast zur

Zunahme der Berichterstattung in den Medien, überall in den letzten Jahrzehnten stark zurückgegangen. Unter dem Druck, Entweichungen auf jeden Fall zu verhindern, wurden Kliniken in immer höherem Maße zu Sicherheitseinrichtungen ausgebaut – mit Schleusen, Videoüberwachung, Zäunen usw. Dies wiederum führt zu einer Zunahme krimineller logistischer Anstrengungen bei therapieunmotivierten Patienten, die entweichen möchten. Spektakuläre Ausbruchsversuche der letzten Jahre geben davon eindrückliche Beispiele. In der Klinik, in der einer der Autoren (T.S.) seinerzeit arbeitete, gab es 2017 einen besonders spektakulären Ausbruch. Einige Patienten hatten gemeinsam aus einem Bett einen Rammbock gebaut, durchstießen damit, nachdem sie die Zimmertüre verrammelt hatten, die zuvor durch langwierige Auskratzungen geschwächte Außenwand des Gebäudes und seilten sich vor den Augen des Pflegepersonals vis à vis des Stationszimmers durch das entstandene Loch ab. Weitere »Aufrüstungen« sind unvermeidlich, stoßen allerdings an Grenzen. Faktisch wird eine Flucht bald nur noch durch Geiselnahme oder dergleichen möglich sein, was ebenfalls schon vorkam. Entsprechende Sicherheitsmaßnahmen und ständige Kontrollen auf therapeutischer Seite sind wiederum die unausweichliche Folge, um derartige Eskalationen präventiv hoffentlich zu verhindern. Spätestens an dieser Stelle stellt sich aber die Frage, ob diese Rahmenbedingungen noch verhältnismäßig zu dem Auftrag der »Besserung«, d. h. dem Behandlungsauftrag sind, der Ärztinnen, Psychologinnen und Krankenschwestern anvertraut ist. Dieser Hinweis ist erforderlich, um ein immer noch verbreitetes Klischee eines »Psychiatriepflegers« auszuräumen. Wie in der gesamten Medizin ist auch in der Psychiatrie die Beschäftigtenstruktur inzwischen eindeutig weiblich dominiert. Die forensische Psychiatrie macht dabei keine Ausnahme, für das Stationsklima wirkt sich dies nachweislich förderlich aus und das Sicherheitsempfinden wird dadurch nicht beeinträchtigt (Schalast und Sieß 2018). Die entsprechenden Befunde wurden aber ganz überwiegend im Maßregelvollzug nach § 63 StGB erhoben, wo das kriminelle Potenzial grundsätzlich niedriger eingeschätzt wird. Wir sind inzwischen der Ansicht, dass in den Maßregelvollzugseinrichtungen nach § 64 StGB die Balance zwischen Behandlung und Sicherung in solchem Ausmaß in Richtung der Sicherung verschoben wurde, dass die Bezeichnung einer Behandlung in einer Klinik zunehmend zu einem falschen Etikett geworden ist, das einen so nicht einlösbaren Behandlungsauftrag suggeriert. Die Tätigkeit des therapeutischen und pflegerischen Personals ist in so hohem Maße mit Aufgaben der Sicherung kontaminiert, dass dadurch der therapeutische Zweck, die Beziehungen und die entsprechende Funktion der Beschäftigten in ganz erheblichem Maße beeinträchtigt werden. Durch diese Beeinträchtigung kann bereits in Frage gestellt werden, ob § 64 StGB in seiner jetzigen Handhabung noch geeignet ist, den – aufgrund des Grundrechtseingriffscharakters der Norm erforderlichen – legitimen Zweck, den Schutz der Öffentlichkeit vor gefährlichen Tätern (van Gemmeren 2016) hinreichend zu erfüllen, indem diese durch Behandlungsmaßnahmen gebessert werden (Kinzig 2019). Zwar steht der Legislative bei der Beantwortung der Frage grundsätzlich eine Einschätzungsprärogative zu (Bundesverfassungsgericht 2009). Auf Grund der Beeinträchtigung des therapeutischen Zwecks und der vergleichsweise geringen Erfolgszahlen dürfte im vorliegenden Fall jedenfalls fraglich sein, ob die Norm (mittlerweile) den verfassungsrechtlichen Vorgaben noch voll gerecht wird.

### 3.2.5 Angemessenheit

Darüber hinaus stellt sich im Hinblick auf die Problempräsentation der versorgten Klientel auch die Frage der Angemessenheit. Sind dies in erster Linie Krankheitssymptome, wird man die Zuständigkeit von qualifiziertem Personal mit Berufen des Gesundheitswesens gut vertreten können, dem dann gewisse Sicherungsaufgaben zusätzlich übertragen werden. Dies trifft etwa für psychotische Patienten im Maßregelvollzug nach § 63 StGB in der Regel zu. Bei den nach § 64 StGB untergebrachten Menschen stellt sich die Problempräsentation in der Behandlung sehr häufig jedoch nicht in Gestalt psychopathologischer Symptome, sondern in Gestalt von Verhaltensauffälligkeiten meist dissozialer, nicht selten auch krimineller Art dar. Insofern stellt sich auch daraus die Frage, ob die Zuständigkeit von Fachpersonal des Gesundheitswesens in Anbetracht der oft im Vordergrund stehenden Sicherungs- und Kontrollfunktionen angemessen ist.

## 3.2.6 Stigma

Stigma wird weltweit als eines der größten Probleme im Zusammenhang mit psychischen Erkrankungen angesehen (Stuart 2016, Seeman et al. 2016). In Deutschland sind in jedem Jahr ca. 17,8 Mio. Menschen von irgendeiner Art psychischer Störung betroffen (Jacobi et al. 2014). Neben der Tatsache, von einer psychischen Krankheit betroffen zu sein, ist die Behandlung in psychiatrischen Krankenhäusern nach wie vor besonders stigmatisiert. Sie ist noch immer mit dem Odium von »Verrücktheit« und unfreiwilliger Unterbringung behaftet. Etwa 800.000 Menschen werden jährlichen in deutschen psychiatrischen Kliniken stationär behandelt (DGPPN 2018). Wie in zahlreichen Untersuchungen nachgewiesen wurde, trägt die mediale Berichterstattung zu der Stigmatisierung in erheblichem Maße bei (Hoffmann-Richter 2000, Lambert et al. 2015). Die nicht tiefergehend interessierte Allgemeinbevölkerung vermag verständlicherweise weder hinsichtlich der Besonderheiten einzelner Diagnosegruppen noch hinsichtlich verschiedener Unterbringungsarten, z. B. nach Betreuungsrecht, öffentlich-rechtlicher Unterbringung oder forensisch-psychiatrischer Unterbringung, zu differenzieren. Mediale Berichterstattung vereinfacht und bedient sich plakativer Elemente. Im Fall der Berichterstattung zum Fall Mollath lässt sich gut nachweisen, wie eine spezifische Berichterstattung über ein Problem der forensischen Psychiatrie auf die gesamte psychiatrische Versorgung generalisiert wird. So titelte die Bildzeitung etwa zunächst »Der Fall Gustl Mollath: Psychiatrie-Horror Zwangseinweisung«, wenig später dann aber »Wie kommt man eigentlich in die Psychiatrie? – und wieder raus?«. Allerdings beschränkte sich die Zuspitzung und Verallgemeinerung keineswegs auf Boulevardmedien. In der Berichterstattung über den Fall wurde auch in seriösen öffentlich-rechtlichen Fernsehsendungen stets bei der Erwähnung von »Psychiatrie« ein Fixierbett eingeblendet, wenngleich Herr Mollath wohl nie eine Fixierung erlitten haben dürfte und das auch niemals behauptet hat. Im Fall der Berichterstattung über entwichene Patienten der forensischen Psychiatrie, speziell aus dem Maßregelvollzug nach § 64 StGB, werden die betreffenden Personen typischerweise immer als »Psychiatriepatient« beschrieben. Die vielfach zu Unrecht hergestellte Assoziation von »Psychiatriepatient« mit »Straftäter« und »gefährlich« (Hoffmann-Richter 2000) wird dadurch bekräftigt. Dass die mediale Aufmerksamkeit auf Straftaten einzelner Personen, die in Zusammenhang mit psychischen Störungen gebracht werden, etwa bei Terroranschlägen, die generelle Einstellung gegenüber Menschen mit psychischen Erkrankungen negativ beeinflusst, konnte in Umfragen bei repräsentativen Bevölkerungsstichproben wiederholt nachgewiesen werden (Schomerus et al. 2017). Die knapp eine Million jährlicher »Psychiatriepatienten« in Deutschland werden damit in höchst ungünstiger Weise stigmatisiert. Dies können vermutlich alle Anti-Stigma-Kampagnen, die sich gegen eben jene fatale Assoziation richten, nicht aufwiegen. Die gegenwärtige Praxis des § 64 StGB hat deshalb gravierende Auswirkungen auf das Bild psychisch kranker Menschen in der Öffentlichkeit und damit einer bekanntermaßen sehr vulnerablen großen Personengruppe. Auch deshalb sollte diese Praxis kritisch hinterfragt werden.

## 3.2.7 Alternativen

Es ist nicht die primäre Zielsetzung dieser Arbeit, konkrete Formulierungen von Gesetzesänderungen vorzuschlagen. Dennoch ergeben sich einige naheliegende Hinweise, was an Stelle einer erstmals 1933 eingeführten rechtlichen Sonderregelung in Deutschland treten könnte. Keinesfalls darf das Ergebnis sein, kranken Menschen potentiell hilfreiche Therapiemaßnahmen vorzuenthalten. Wegen des hohen Anteils von Suchtkranken unter Straftätern sind Angebote zur Suchtbehandlung dringend nötig, und zwar im Vollzug. Dort wären die entsprechenden materiellen und personellen Ressourcen zu implementieren. Die Behandlung müsste, wie auch sonst in der Suchtbehandlung, notwendigerweise freiwillig sein. Sie könnte aber durchaus mit Anreizen auch im Hinblick auf die Strafdauer verknüpft werden. Unter diesen Umständen ließe sich auch die gebotene Trennung von Behandlung und Sicherung realisieren. Der Umstand, dass dem therapeutischen Personal zugleich sämtliche Sicherungsaufgaben übertragen werden, könnte unter diesen Umständen entfallen. All dies hieße keineswegs, Neuland zu betreten. Vielmehr drängt es sich in dieser Frage geradezu auf, die durchaus umfangreichen Erfahrungen anderer europäischer Länder, z. B. der Schweiz, zu analysieren. Dies erfordert auch einen gewissen Mut, deutsche Rechtstraditionen und verfestigte, zu Budgets und

Personalplänen geronnene Strukturen infrage zu stellen. Alle in diesem Bereich beschäftigten Menschen werden jedenfalls mit Sicherheit und auch in Zukunft dringend gebraucht.

## Literatur

BGH, Beschluss vom 31.03.1998 - 5 StR 50/98
Bundesverfassungsgericht, Urteil vom 24.7.2018. (https://www.bundesverfassungsgericht.de/SharedDocs/Downloads/DE/2018/07/rs20180724_2bvr030915.pdf; jsessionid=0411F0633C31FB95B3433A5EACC2A512.2_cid392?__blob=publicationFile&v=2, , Zugriff am 28.1.2019)
Bundesverfassungsgericht, Beschluss vom 26.7.2016 (https://www.bundesverfassungsgericht.de/SharedDocs/Entscheidungen/DE/2016/07/ls20160726_1bvl000815.html, Zugriff am 7.3.2019)
Bundesverfassungsgericht, Urteil vom 23.3.2011. (http://www.bverfg.de/entscheidungen/rs20110323_2bvr088209.html, , Zugriff am 28.1.2019)
Bundesverfassungsgericht, Urteil vom 10. Juni 2009 (https://www.bundesverfassungsgericht.de/SharedDocs/Entscheidungen/DE/2009/06/rs20090610_1bvr070608.html, Zugriff am 7.3.2019)
Burghart A, in: Leibholz/Rinck, Grundgesetz, 77. Lieferung 10. 2018, Art. 20 GG
Chang Z, Larsson H, Lichtenstein P, Fazel S (2015) Psychiatric disorders and violent reoffending: a national cohort study of convicted prisoners in Sweden. Lancet Psychiatry 2: 891-900
Deutsches Institut für Menschenrechte: Stellungnahme vom 10.12.2012. (http://www.institut-fuer-menschenrechte.de/fileadmin/user_upload/Publikationen/Stellungnahmen/MSt_2012_Stellungnahme_Psychiatrie_und_Menschenrechte.pdf, Zugriff am 28.1.2019)
DGPPN (Hrsg.) S3 Leitlinie: Verhinderung von Zwang: Prävention und Therapie aggressiven Verhaltens bei Erwachsenen (2018). Springer, 2019 (im Druck). (Im Internet: https://www.awmf.org/leitlinien/detail/ll/038-022.html, Zugriff am 28.1.2019)
DPGGN (Hrsg.): Zahlen und Fakten der Psychiatrie und Psychotherapie. Stand: April 2018. (https://www.dgppn.de/_Resources/Persistent/328e6e8b7b11297a3c719fb27e01ec9abad629aa/Factsheet_Psychiatrie.pdf, abgerufen am 28.1.2019)
Deutsche Gesellschaft für Psychiatrie, Psychotherapie und Nervenheilkunde (DGPPN) (2014) Achtung der Selbstbestimmung und Anwendung von Zwang bei der Behandlung psychisch erkrankter Menschen. Eine ethische Stellungnahme der DGPPN. Der Nervenarzt 85: 1419-1431
Forschungsdatenzentrum des Bundes und der Länder (2017) Scientific-Use-Files der Strafverfolgungsstatistik 1995-2015 EVAS 24311, Saarbrücken, Stuttgart; eigene Berechnungen Traub HJ.

Hoffmann K, Mielke R (2017) § 64 StGB sollte abgeschafft werden – Contra. Psychiat Prax 44: 192-193

Hoffmann-Richter U (2000) Psychiatrie in der Zeitung: Urteile und Vorurteile. Bonn: Das Narrenschiff

Jacobi F, Höfler M, Strehle J et al. (2014) psychische Störungen in der Allgemeinbevölkerung: Studie zur Gesundheit Erwachsener in Deutschland und ihr Zusatzmodul psychische Gesundheit (DEGS1-MH). Nervenarzt 85: 77-87)

Kinzig J, in: Schönke/Schröder, StGB, 30. Auflage 2019, § 64 StGB

Lambert M, Härter M, Arnold D et al. (2015) Verbesserung von Aufklärung, Wissen und Stigmatisierung psychischer Erkrankungen in der Hamburger Bevölkerung. Psychiat Prax. 42 Suppl 1:S9-S13

Pabst, A, Kraus L, Matos EG, Piontek D (2013). Substanzkonsum und substanzbezogene Störungen in Deutschland im Jahr 2012. Sucht 59: 321-331

Pollähne H, Kemper A (2007) Fehleinweisungen in die Entziehungsanstalt § 64 StGB: Ergebnisse einer empirischen Untersuchung zum nordrhein-westfälischen Maßregelvollzug Entlassungsjahrgang 2005. Berlin: Verlag für wissenschaftliche Literatur

Salize HJ, Dressing H (2005) Placement and Treatment of mentally ill Offenders in EU member states, final report 2005. (http://www.krim.dk/undersider/straffuldbyrdel se/forvaring/psykisk-afvigende-indsatte-placering-europa-eu2006.pdf, Zugriff am 28.1.2019)

Schalast N (2013a) Die Dauer der Unterbringung in der Entziehungsanstalt. Forens Psychiatr Psychol Kriminol 7: 105-113

Schalast N (2013 b) Die Dauer der Unterbringung in der Entziehungsanstalt. Forens Psychiatr Psychol Kriminol 7: 105-113

Schalast N (2012) Die gesetzliche Neuregelung der Unterbringung gemäß § 64 StGB und die Kapazitätsprobleme der Entziehungsanstalten. Recht und Psychiatrie 30: 81-90

Schalast N, Kösters C (2008) Evaluation des Maßregelvollzugs gemäß § 64 StGB: Machbarkeitsstudie (2008). (https://www.uni-due.de/imperia/md/content/rke-forensik/projekte/machbarkeitsstudieevaluationpar642008.pdf, abgerufen am 28.1.2019)

Schalast N, Sieß J (2018) Zusammenhänge des Stationsklimas mit objektiven Rahmenbedingungen psychiatrischer Stationen. Psychiat Prax 45: 242-247

Schomerus G, Stolzenburg S, Bauch A et al.(2017) Shifting blame? Impact of reports of violence and mental illness in the context of terrorism on population attitudes towards persons with mental illness in Germany. Psychiatry Res 24:164-168

Seeman N, Tang S, Brown AD, Ing A (2016) J Affect Disord 190:115-121

Steinert T (2019) The UN committee's interpretation of ›will and preferences‹ can violate human rights. World Psychiatry 18: 45-46.

Steinert T (2017) § 64 StGB sollte abgeschafft werden – Pro. Psychiat Prax 44: 190-191

Steinert T (2017) Ethics of coercive treatment and misuse of psychiatry. Psychiatr Serv 68: 291-294

Stuart H (2016) Reducing the stigma of mental illness. Glob Ment Health 10;3:e17
Vereinte Nationen (United Nations). Report of the Special Rapporteur on torture and other cruel, inhuman or degrading treatment or punishment, Juan E. Méndez. Human Rights Council, 22nd session, 1.2.2013. (http://www.hr-dp.org/files/2013/10/28/A.HRC_.22_.53_Special_Rapp_Report_.2013_.pdf, Zugriff am 29.1.2019)
van Gemmeren G, in: Münchener Kommentar zum StGB, 3. Auflage 2016, § 64
Vereinte Nationen, Ausschuss für die Rechte von Menschen mit Behinderungen. Abschließende Bemerkungen über den ersten Staatenbericht Deutschlands, 13.5.2015. (https://www.institut-fuer-menschenrechte.de/fileadmin/user_upload/PDF-Dateien/UN-Dokumente/CRPD_Abschliessende_Bemerkungen_ueber_den_ersten_Staatenbericht_Deutschlands.pdf, Zugriff am 29.1.2019)

# Teil 4 Alternativen

## 4.1 Abhängigkeitserkrankungen und Suchtbehandlung in Deutschland

*Sonja Radde, Tomislav Majić, Stefan Gutwinski*

### 4.1.1 Überblick und Begriffe

Weltweit und kulturübergreifend findet sich in fast allen Bevölkerungsgruppen und -schichten der Konsum von Substanzen, welche die Psyche stimulieren, erweitern oder hemmen. Hierbei wird vom sozialen und gesellschaftlichen Umfeld maßgeblich mitbestimmt, welche Substanzen gemeinschaftlich-mehrheitlich angenommen, wie in der westlichen Welt zum Beispiel Koffein und Alkohol, oder abgelehnt werden, wie hierzulande Heroin. Diese kulturellen Normen unterliegen einem zeitgeschichtlichen Wandel – beobachtbar aktuell zum Beispiel an der Debatte um eine Cannabis-Legalisierung oder am zunehmenden Verbot vom Nikotinkonsum im öffentlichen Raum. Trotzdem haftet ein öffentliches Stigma an Substanzkonsum, welches sich bisweilen bis auf professionelle Helfer überträgt. Dies trifft in besonderem Maße für Konsumenten von illegalisierten Substanzen zu, die sich zusätzlich in einem strafrechtlich problematischen Raum bewegen. Das Recht auf öffentliche Hilfe wird unter dem Vorurteil der »Selbstverantwortung« oder moralischen Unterlegenheit der Betroffenen direkt oder indirekt infrage gestellt.

Freilich ist nicht jeder Konsum von psychoaktiven Substanzen als pathologisch einzuschätzen oder gar mit Sucht gleichzusetzen. Erst, wenn es zu einem fortgesetzten Konsum trotz körperlicher oder seelischer

Folgeschäden kommt, kann nach ICD-10 von einem schädlichen Gebrauch gesprochen werden. Liegen noch weitere Kriterien vor, zum Beispiel Toleranzentwicklung oder Entzugssymptome, und kann der Konsum nicht willentlich oder ohne Unterstützung beendet werden, sodass einem starken Verlangen nach einem bestimmten Erlebniszustand trotz dieser negativen Folgen nachgegangen wird, kann von »Abhängigkeit« gesprochen werden. Es wird derzeit diskutiert, diesen Begriff nicht mehr auf psychoaktive Substanzen zu beschränken, sondern auch auf die Spielsucht zu übertragen. Während in der internationalen Klassifikation DSM-IV und ICD-10 noch zwischen einem Substanzmissbrauch und einer Substanzabhängigkeit klar unterschieden wurde, geht man im DSM-V und möglicherweise auch im kommenden ICD-11 von einem Spektrum der Substanzgebrauchsstörungen aus.

## 4.1.2 Epidemiologie

Die Erfassung epidemiologischer Daten in Bezug auf Substanzkonsum und Abhängigkeitserkrankungen in der Bevölkerung gestaltet sich aus mehreren Gründen als schwierig. Eine Fehleinschätzung des eigenen Konsums der an Umfragen teilnehmenden Betroffenen kann das Ergebnis genauso verfälschen wie die gesellschaftliche Tabuisierung, wodurch wahrscheinlich Betroffene seltener an Repräsentativbefragungen teilnehmen (Selektionsbias). So ist die Interpretation der Datenlage vorsichtig durchzuführen und es ist bei vielen Substanzen von einer hohen Dunkelziffer auszugehen.

Wichtige regelmäßige Befragungen öffentlicher deutscher Institutionen sind hier die Drogenaffinitätsstudie der Bundeszentrale für gesundheitliche Aufklärung (BZgA) (Orth, 2016b), der Epidemiologische Suchtsurvey (ESA) des Bundesministerium für Gesundheit (Piontek et al., 2016) und der Nationale Gesundheitssurvey der DEGS des Robert-Koch-Instituts (Jacobi et al., 2014).

Am häufigsten ist in Deutschland nach diesen Daten weiterhin die Nikotinabhängigkeit mit einer geschätzten Prävalenz von 10 % der Allgemeinbevölkerung (Matos et al., 2016), welche jedoch stetig sinkt (Kraus et al., 2016). Trotz des hohen Gesundheitsrisikos, welches mit einem Tabakkonsum einhergeht, und trotz der Vielzahl leitliniengerechter Therapieangebote

(Batra et al., 2015) ist die Nikotinabhängigkeit weiterhin kostentechnisch in vielen Bereichen nicht als Krankheit anerkannt, für deren Behandlung die Krankenkassen aufkommen müssten (Bühringer et al., 2015). Insgesamt gehören Störungen durch Alkohol- und Medikamentenkonsum zu den drei häufigsten psychischen Erkrankungen in Deutschland, neben Angsterkrankungen und affektiven Störungen wie Depression (Jacobi et al., 2014). Tabakrauchen und Alkoholkonsum gehören – mit erhöhtem Blutdruck – zu den aktuell weltweit drei größten Risikofaktoren der »Global Disease Burden«, welche quantifiziert, welchen Anteil diese Faktoren an Krankheit, Behinderungen und Todesfällen weltweit hat (Lim et al., 2012).

Insgesamt wurden in Deutschland im Jahr 2017 über 320.000 Betreuungen in ambulanten und über 30.000 Behandlungen in stationären Suchthilfen durchgeführt, hierbei entfielen jeweils etwa die Hälfte der Behandlungen auf Alkoholabhängigkeiten (Dauber et al., 2018). Trotzdem befinden sich nur etwa 5 % der Menschen mit Alkoholabhängigkeit in suchtspezifischer Behandlung (Mann, 2002a).

## Alkoholabhängigkeit in Deutschland

Im Durchschnitt verbraucht jeder Einwohner in Deutschland pro Jahr 10,7 Liter Reinalkohol, was 133,8 Liter Fertigware alkoholischer Getränke und einem im europäischen Vergleich weit überdurchschnittlichen Konsum entspricht (Deutsche Hauptstelle für Suchtfragen, 2018; John und Hanke, 2018). Die WHO legt den Grenzwert für einen bedenklichen Alkoholkonsum auf täglich <20g reinen Alkohol für Frauen und <40g für Männer, was bedeutet, dass ab dieser Menge das Risiko für schädliche Konsequenzen erhöht ist. Dies entspricht etwa 0,5l bzw. 1,0l Bier pro Tag. 21,4 % der Konsumenten in Deutschland zeigten 2015 einen Konsum riskanter, also potenziell deutlich gesundheitsschädigender Mengen (Matos et al., 2016). Rund 10 Mio. Menschen in Deutschland gaben im Epidemiologischen Suchtsurvey einen problematischen Alkoholkonsum nach dem Schwellenwert des AUDIT-Fragebogen an (Matos et al., 2016), mit welchem der Verdacht auf eine alkoholbezogene Störung erhärtet werden kann. 3,4 % der deutschen erwachsenen Bevölkerung erfüllen die Diagnosekriterien einer Abhängigkeitserkrankung, der ESA geht von 1,9 Mio. alkoholabhängigen Menschen in Deutschland aus (Pabst et al., 2013). Rund die Hälfte der Menschen mit einer Alkoholabhängigkeit leiden komorbide an einer weiteren psychischen Störung, am häufigsten Angst- und affektive Störungen (Lieb et al., 2012).

## Prävalenz illegalisierter Drogen

Die in Deutschland am häufigsten konsumierte illegalisierte Droge ist Cannabis, die Lebenszeitprävalenz für einen Konsum liegt hier bei etwa 23 %, die 12-Monats-Prävalenz bei 4,5 % (Kraus et al., 2014). Hinweise für einen klinisch relevanten Cannabiskonsum nach den Kriterien des SDS-Screening-Fragebogens liegen bei 1,4 % der Männer bzw. 1 % der Frauen vor (Matos et al., 2016). Auch unter jungen Erwachsenen im Alter von 18–25 Jahren nimmt Cannabis eine prominente Rolle ein, mit einer Lebenszeitprävalenz von 44,8 % und einer 12-Monats-Prävalenz von 26 % (Orth und Merkel, 2016). Ein Zusammenhang zwischen Konsummenge und psychotischem Erleben wird in aktuellen Metaanalysen diskutiert, nach welchem Cannabis die erhöhte Wahrscheinlichkeit von psychotischen Störungen bei vulnerablen Personen mitbedingen kann (Marconi et al., 2016).

Im Epidemiologischen Suchtsurvey gaben etwa 6 % der deutschen Bevölkerung an, irgendwann einmal in ihrem Leben andere illegale Drogen außer Cannabis konsumiert zu haben, die Bundeszentrale für gesundheitliche Aufklärung nennt für junge Erwachsene von 18–25 Jahren eine Lebenszeitprävalenz von etwa 4 % (Orth, 2016a). Die 12-Monats-Prävalenz aller illegalisierter Drogen außer Cannabis liegt hier bei jeweils unter 1 %. Männer haben insgesamt eine höhere Konsumprävalenz als Frauen – dabei handelt es sich um einen stabilen, weltweit belegten Befund. In der Lebenszeitprävalenz haben Kokain und Amphetamine den größten Anteil: Für Amphetamine liegt diese bei 3,1 %, für Kokain bei 3,4 %, für Methamphetamin bei 0,3 % (Kraus et al., 2014).

Besonders der Konsum des kristallinen Methamphetamins (»Crystal Meth«) scheint in einigen süd-östlichen Regionen Deutschlands zuzunehmen, was in Hinblick auf die zügige Suchtentwicklung, die deutlichen medizinischen Langzeitfolgen und gefährlichen Konsummuster von intravenösen und gerauchten Konsum die Hilfelandschaft vor neue Herausforderungen stellt. Unter den polizeilich sichergestellten Drogen liegt Methamphetamin hinter Amphetamin und Cannabis an dritter Stelle, mit knapp 4.000 Fällen im Jahr 2014 (Drogenbeauftragte der Bundesregierung et al., 2017).

## Abhängigkeit von Opioiden und Medikamenten

Die reliable Bestimmung der Prävalenz von Medikamentenabhängigkeiten in der Bevölkerung ist noch schwieriger, da hier einige Substanzen sowohl ärztlich verordnet als auch auf dem Schwarzmarkt erhältlich sein können. Etwa 7 % der in Deutschland verordneten Medikamente haben ein Abhängigkeitspotenzial, unter anderem Benzodiazepine und Opioide. Das BMG schätzt, dass etwa 1,9 Mio. Menschen regelmäßig psychotrope Medikamente nicht-medizinisch einnehmen. Die Prävalenz der Benzodiazepin-Abhängigkeit wird auf 1,2 Mio. Betroffene geschätzt (Lieb et al., 2012).

Gerade bei nicht-tumorbedingten Schmerzen liegt hier auch die Verantwortung der Ärzte und Ärztinnen, die Verschreibung von Opioiden im Verlauf kritisch zu evaluieren. Hier stieg die Zahl initialer Verschreibungen um 37 % zwischen den Jahren 2000–2010 (Just et al., 2016).

Schätzungen ergeben, dass etwa 166.000 Menschen in Deutschland opioidabhängig sind, wobei hierbei in erster Linie die Abhängigkeit von Heroin und nicht von medizinischen Opioiden erfasst wird. Es befinden sich davon etwa 94.000 Personen in Substitution und 66.000 ohne Substitution in der Suchthilfe. Unter jüngeren Menschen scheint hierbei die Prävalenz abzunehmen (Kraus et al., 2018).

Heroin besitzt ein sehr großes körperliches und psychisches Suchtpotenzial (Lieb et al., 2012). Die Lebenszeitprävalenz von Heroin liegt in Deutschland bei 0,6 %, die 12-Monats-Prävalenz bei 0,2 % (Kraus et al., 2014).

## Neue psychoaktive Substanzen

In den letzten Jahren ist das Thema der Neuen psychoaktiven Substanzen (NPS) zunehmend in den Fokus des medialen Interesses gerückt. Es handelt sich dabei um eine »neue narkotische oder psychotrope Substanz, in reiner Form oder Zubereitung, die nicht der Einzigen Suchtgiftkonvention 1961, BGBl. für die Republik Österreich Nr. 531/1978, oder dem Übereinkommen von 1971 über psychotrope Stoffe, BGBl. III für die Republik Österreich Nr. 148/1997 unterliegt« (Council of the European Union Decision 2005/387/JHA/Bundesgesetz zu Neuen Psychoaktiven Substanzen, 2012).

Praktisch handelt es sich um Substanzen, die psychoaktiv wirken und bei ihrem Auftauchen keiner staatlichen Kontrolle unterliegen; dabei unterliegt weder der Besitz oder Handel noch die Herstellung nationalen oder internationalen Auflagen. NPS wurden in den letzten Jahren unter anderem durch folgende Begriffe klassifiziert: »Internet drugs«, »Research Chemicals«, »Designer Drugs«, »Legal Highs«, »Badesalze« oder »Räuchermischungen«. Es handelt sich dabei nicht etwa um Substanzen, die gänzlich neuartige Rauscherfahrungen hervorrufen, sondern prinzipiell um solche, die die psychotropen Wirkungen anderer illegalisierter Substanzen imitieren (»Mimetischer Rausch«). Eine kleine Gruppe von Psychonauten befasst sich jedoch auch intensiv mit der Erforschung der speziellen psychoaktiven Effekte in Selbstversuchen, die – in Anlehnung an die Arbeiten des amerikanischen Pharmakologen Alexander Shulgin – auf Internetseiten beschrieben und kommentiert werden (Shulgin und Shulgin, 1995).

Dabei erscheinen jährlich neue Substanzen auf dem Markt, die jeweils solange vertrieben werden, bis sie reguliert bzw. illegalisiert werden. Da sich die Substanzen sehr günstig aus China und Südostasien bestellen und mit wenig Aufwand zum Verkauf präparieren lassen, gehen NPS in der legalen Phase mit einem hohen Profit für die Verkäufer einher. Als Motive für den Konsum von NPS lassen sich insbesondere die Legalität der Substanzen nennen, so dass sich diese insbesondere in Regionen mit einer eher konservativen, härteren Strafverfolgungspolitik finden lassen, wo qualitativ höherwertige Präparate des illegalen Pendants nur schlecht erhältlich oder mit hohen Strafauflagen verbunden sind – so zum Beispiel in Bayern. Ein anderes wichtiges Konsummotiv ist die fehlende Nachweisbarkeit der meisten NPS in den Standard-Drogentests, deren Berechtigung etwa in der Substitutionsbehandlung oder in Kontrollauflagen in juristischen Kontexten durch die Möglichkeit eines Ausweichens auf NPS zunehmend fragwürdig wird.

## Klassifikation

Neue psychoaktive Substanzen lassen sich nach verschiedenen Kriterien klassifizieren:

1. Nach Verkaufsstrategien. Hier werden Präparate entweder mit Phantasienahmen oder absichtlich irreführenden Bezeichnungen ohne Angabe über die Wirkstoffe und Dosierungen angeboten (z. B. als »Räuchermischung«, »Badesalz«, »Düngerpille«) (Wieland et al., 2012). Alternativ werden Wirkstoffe in Reinform mit Angabe der Substanz und Dosierung (»Research Chemicals«) angeboten, durch die mangelnde Regulierung sind die Angaben jedoch hochgradig unverlässlich. In beiden Fällen sind die Präparate gekennzeichnet mit Angaben darüber, dass diese nicht für den Verzehr oder Konsum bestimmt seien.
2. Nach Wirkstoffklassen: Hier werden chemische Strukturgruppen, wie Phenethylamine, synthetische Cannabinoide, Opioide, Halluzinogene oder Tryptamine unterschieden.
3. Nach psychotropen Effekten – die analog zu den nachgeahmten traditionellen Substanzen unterteilt werden – zum Beispiel nach Stimulanzien, Entaktogenen, Halluzinogenen, Cannabinoiden oder Opioiden.

## Geschichte der NPS

Die chemische Extraktion und Synthese von psychoaktiven Alkaloiden geht ursprünglich zurück auf den Biologen Friedrich Sertürner, der im Jahre 1804 Morphin aus der Schlafmohnblume isolierte und damit Selbstversuche unternahm. Nachdem es im Jahre 1925 international zu einem Verbot von Opium, Heroin und Morphin gekommen war, kam es zu einem Auftreten von zahlreichen Morphinestern, die – analog zu den heutigen NPS – jeweils zunächst nicht unter das Gesetz fielen und somit weiter frei verkäuflich waren. Als ab 1930 auch alle Ester der Opioide reguliert wurden, fand die Substanz Ether eine häufige Verbreitung als Ersatz für die Opioide. Auch in den 1960er und -70er Jahren erfolgte nach dem Verbot von LSD und PCP das Ausweichen auf Analoga mit weniger bekanntem Wirk- und Risikoprofil und einem zum Teil deutlich erhöhten Nebenwirkungsspektrum. Der Begriff »Designer Drug« wurde schließlich erstmalig im Zusammenhang mit synthetischen Opioiden als Derivaten von Phentanyl oder Pethidin genannt, nicht etwa – wie häufig angenommen – als Ausdruck für MDMA und seine Derivate. Ab Ende der 1990er Jahre erfolgte dann der zunehmende Vertrieb von Research Chemicals im Sinne von Halluzinogenen und ähnlichen Substanzen über das Internet. Einen besonderen Wendepunkt stellte das Auftreten der Räuchermischung »Spice« dar, wobei es sich um synthetische Cannabinoide handelte, die zunächst frei verkäuflich konsumiert wurden und jedoch im Vergleich zu den nachgeahmten pflanzlichen Cannabinoiden ein deutlich gefährlicheres Risikoprofil zeigten (Auwärter et al., 2009). Im Bereich der Stimulanzien ist besonders Mephedron zu nennen, einem synthetischen Cathinon, welches zunächst als NPS über das Internet und in Head Shops vertrieben wurde, nach seiner Illegalisierung jedoch den Weg in die illegale Drogenszene fand (Winstock et al., 2011). Heute spielen vor allem synthetische Cannabinoide, Stimulanzien, Halluzinogene und Dissoziativa eine wesentliche Rolle bei den NPS. Aber auch andere Substanzen, wie Anabolika, Nootropika und Benzodiazepine und Opioide, werden als NPS vertrieben.

## 4.1.3 Ätiologie

Bis jetzt konnte nicht abschließend eine »Ursache« für die Entstehung einer Abhängigkeitserkrankung gefunden werden, weswegen aktuell in der Suchtforschung davon ausgegangen wird, dass Abhängigkeitserkrankungen multifaktoriell und interindividuell unterschiedlich entstehen. Ein wichtiger aktueller Erklärungsansatz ist das »biopsychosoziale Modell«, welches davon ausgeht, dass ätiologisch psychischen Erkrankungen biologische, psychologische und soziale Komponenten zugrunde liegen, welche sich gegenseitig ergänzen und beeinflussen. Hierbei werden viele Substanzabhängigkeiten auch als »Selbsttherapie« für psychische Erkrankungen oder als vorgelebte Problemlösungsstrategien bei substanzabhängigen Eltern eingesetzt. So konnte im Modell zwar gezeigt werden, dass etwa 50 % des Risikos, eine Abhängigkeit zu entwickeln, genetisch erklärbar ist

(Heinz und Batra, 2003); fraglich bleibt aber, ob es sich hierbei nicht auch um transgenerationale Weitergabe von Lösungsstrategien im Umgang mit Konflikten oder Traumata handelt, bei denen echte genetische Prozesse eine untergeordnete Rolle spielen.

## Neurobiologische Korrelate

Inzwischen sind eine Vielzahl von substanzinduzierten Veränderungen im zentralen Nervensystem bekannt, welche eine Abhängigkeitserkrankung verstärken oder aufrechterhalten können. Das grundlegende Wissen um diese Mechanismen ist auch therapeutisch von entscheidender Bedeutung: Häufig gelten Menschen mit Abhängigkeitserkrankung, welche eine Abstinenz nicht einhalten, als »willensschwach« oder unwillig, was wissenschaftlich überholt ist und die therapeutische Beziehung unnötig belastet.

### Das Belohnungssystem

Das dopaminerge Belohnungssystem im Mittelhirn, welches unter anderem dem Lernen von Verhaltensmustern und als Motivationszentrum dient, wird bei Abhängigkeit vieler Substanzen maßgeblich verändert. Häufig übersteigt die Dopaminausschüttung durch Drogen die durch natürliche Belohnungsreize wie Essen oder Sex um ein Vielfaches, sodass das Verlangen nach ersterem überwiegt. Dies begünstigt auch im Sinne einer positiven Verstärkung die Abhängigkeitsentwicklung.

### Toleranzentwicklung

Einen zweiten wichtigen Mechanismus stellt die Toleranzentwicklung dar, was bedeutet, dass bei zunehmendem Substanzkonsum die gewünschte Wirkung gleichbleibt oder abnimmt. Zugrundeliegende neurobiologische Prozesse sind hier die Zu- oder Abnahme von Rezeptordichten, was sich in Hormon- und Neurotransmitter-Spiegeln zeigt, welche wiederum Einfluss auf das Verhalten haben.

So kann es beispielsweise bei chronischem Alkoholkonsum zu der Abnahme einer GABA-A-Rezeptoruntereinheit und zu einer Zunahme der durch Alkohol und anderen abhängigkeitserzeugenden Substanzen blockierten NMDA-Rezeptoren kommen, was während des Konsums unter anderem eine geringere Sedierung bewirkt. Durch diesen gegenregulatorischen Prozess zeigt sich bisweilen eine überraschende Leistungsfähigkeit trotz ausgeprägtem Blutalkoholspiegel. Im akuten Entzug fehlt die Blockade der vielen NMDA-Rezeptoren, während die hemmend wirkenden GABA-A-Rezeptoren unterrepräsentiert sind, was zu einer ausgeprägten vegetativen Symptomatik führt (Schwitzen, erhöhter Puls, etc.).

### Neurobiologische Langzeitfolgen chronischen Substanzkonsums

Interessant ist die Erkenntnis, dass sich bei Alkoholabstinenz die Abnahme der GABA-A-Rezeptoren auch nach Wochen noch nicht wieder normalisiert, wodurch vermutlich langanhaltende kognitive Leistungseinbußen und Verhaltensstörungen nach einem Entzug erklärbar sind. Nach chronischem Alkoholkonsum sind besonders Aufmerksamkeits- und exekutive Funktionen beeinträchtigt, was das Erlernen neuer Verhaltensweisen und Durchführen kognitiv anspruchsvoller Psychotherapien erschweren kann. Durch die beeinträchtigte Funktion von NMDA-Rezeptoren nach langjährigem Alkoholkonsum verringert sich die Fähigkeit des Gehirns, Langzeitpotenzierungen (LTP, »long term potentation«) zum Erlernen neuer Inhalte einzusetzen, wie es in den meisten verhaltenstherapeutischen Interventionen benötigt wird (Tsai et al., 1995).

Langfristig werden Reiz-Reaktions-Ketten gebildet, ein sogenanntes »Suchtgedächtnis«, welches auch nach einem akuten Konsum erhalten bleiben kann und eine Abstinenz auf der Verhaltensebene durch erhöhtes Verlangen und Automatismen erschweren kann (Heinz et al., 2013). Letztere können bereits bei konditionierten Reizen (»cues«) aktiviert werden, zum Beispiel die rauchenden Kolleginnen in der Mittagspause, was über die Aktivierung und Sensitivierung des Ncl. Accumbens und Corpus striatum des Belohnungssystems zu einem

Substanzkonsum führen kann, ohne dass der Betroffene sich dessen bewusst wird (Tiffany und Carter, 1998). Insgesamt führt exzessiver Substanzkonsum auch zu einer neurotoxischen Zellschädigung, welche andauernd höhere kognitive Funktionen beeinträchtigen kann.

**Lerntheorie**

Die behavioristisch-lerntheoretische Grundlage auch für die oben genannten Prozesse bildet die klassische Konditionierung nach Pawlow. Hierbei wird ein Hinweisreiz (unbedingte Reaktion) mit einem Verhalten (bedingte Reaktion) verknüpft. Aber auch Prozesse des Imitationslernens und der klassischen und instrumentellen Konditionierung lassen sich bei Abhängigkeitserkrankungen beobachten (Penka et al., 2018). Diese lerntheoretischen Aspekte sind eng mit den neurobiologischen Korrelaten im Belohnungssystem verknüpft, so führt beispielsweise eine positive Verstärkung zu einer erhöhten Dopaminausschüttung im ventralen Striatum (Everitt und Robbins, 2016). Das Verlangen nach dem positiven Verstärker der angenehmen Substanzwirkung wird als *Reward-Craving* bezeichnet, während unter dem *Relief-Craving* das Vermeiden von Entzugserscheinungen als negative Verstärker verstanden wird. Hier scheinen die NMDA-Rezeptoren, welche exzitatorisch wirken, eine besondere Rolle zu spielen (Lieb et al., 2012).

**Soziale Einflüsse**

Auch ein stressiges soziales Umfeld stellt einen wichtigen Risikofaktor für abhängiges Verhalten dar. Hierbei wird unter »Stress« nicht nur eine erhöhte Arbeitsbelastung verstanden, sondern auch die Belastung durch soziale Ausgrenzung, wenn die Suchterkrankung als ein Verstoß gegen gesellschaftliche Normen verstanden wird. Solche Stressreaktionen konnten im Tiermodell das serotonerge System beeinträchtigen und den Substanzkonsum sekundär erhöhen (Heinz und Batra, 2003), außerdem kann eine soziale Ausgrenzung das Aggressionspotential erhöhen. Weitere identifizierte Stressoren sind negative Lebensereignisse (wie eine Scheidung oder ein Jobverlust), ein Akkulturationsstress bei Menschen mit Migrationshintergrund oder traumatisierende Erlebnisse in der Vergangenheit. Auch ein erhöhter Substanzkonsum im engen sozialen Umfeld kann über Modelllernen zur Entwicklung einer Suchterkrankung beitragen. Entgegen früherer Annahmen treten Suchterkrankungen allerdings nicht gehäuft in niederen sozialen Schichten auf (Lieb et al., 2012).

## Komorbiditäten

Etwa 50 % der Suchtpatienten leiden an einer anderen psychiatrischen Erkrankung, wie einer Persönlichkeitsstörung, Depression oder Angststörung (Lieb et al., 2012). Bei 6,6 % der Stichprobe des Epidemiologischen Suchtsurveys lag eine Substanzgebrauchsstörung von mehreren verschiedenen Substanzen vor (Piontek et al., 2013). Unabhängig von den demografischen Variablen sind mehr als doppelt so viele Menschen in Suchtbehandlung Raucher als in der Allgemeinbevölkerung (Guydish et al., 2016). Ab einem Konsum von psychotropen Substanzen aus mehr als drei Substanzkategorien innerhalb von sechs Monaten wird von einer Polytoxikomanie gesprochen; für diese Diagnose ist jedoch auch die Wahllosigkeit des Konsums in Bezug auf die betreffenden Substanzen ein wichtiges Merkmal. Oft geht ein längerer Konsum auch mit körperlichen Folgeerscheinungen einher, wie toxischen Leber- und Pankreasschäden bei Alkoholkonsum oder einer neurologisch-kardialen Belastung bei Konsum von Stimulanzien. Psychische wie physische Komorbiditäten sollten nach Möglichkeit gemeinsam und integriert behandelt werden (Bühringer et al., 2015).

Auch erhöht eine vorbestehende psychiatrische Erkrankung das Risiko, einen Substanzkonsum als »Selbstmedikation« einzusetzen (Lieb et al., 2012). So wird auch von einem funktionellen Zusammenhang zwischen einer posttraumatischen Belastungsstörung (PTBS) und der Entwicklung einer Suchterkrankung ausgegangen, da die Lebenszeitprävalenz einer Substanzkonsumstörung in PTBS-Patienten bis zu 43 % beträgt. Es wurden neurobiologische Korrelate gefunden, dass ein Sedativa-Konsum das Arousal, unter welchem PTBS-Patienten leiden, mindern könnte, und ein

Entzug dieser Selbstmedikation eine Exazerbation der PTBS-Symptome hervorrufen könnte (Jacobsen et al., 2001).

**Komorbide Persönlichkeitsstörungen**

Schätzungen und Studien gehen davon aus, dass 34–73 % der Personen mit einer Substanzgebrauchsstörung eine komorbide Persönlichkeitsstörung aufweisen (Zadeh et al., 2010; Zikos et al., 2010). Die Prävalenz von Persönlichkeitsstörungen in der Allgemeinbevölkerung liegt bei etwa 10 % (Euler et al., 2015). Auch das erhöhte Suizidrisiko beider Störungen kann sich bei einer Doppeldiagnose potenzieren. Besonders Störungen des Cluster B spielen auch strafrechtlich eine Rolle (antisozial, Borderline), da eine erhöhte emotionale Reagibilität auf frustrane Erlebnisse, gekoppelt an eine substanzinduzierte Enthemmung, das Risiko fremdaggressiven Verhaltens erheblich steigern kann. Die historische Suche nach einem »abhängigen Persönlichkeitstyp« wurde allerdings verlassen – prinzipiell können alle Persönlichkeitsstörungen mit einer Abhängigkeitserkrankung assoziiert sein, auch wenn eine Häufung von Impuls-Spektrum-Erkrankungen diskutiert wird (Euler et al., 2015). In der Behandlung der Doppeldiagnose werden Psychotherapie und Schematherapie am ehesten empfohlen, für eine pharmakologische Behandlung fehlen spezifische Daten, die medikamentöse Rückfallprophylaxe für Alkoholabhängigkeit scheint bei komorbiden Persönlichkeitsstörungen genauso gut zu wirken (Euler et al., 2015).

Besonders die Borderline-Störung, welche eine Lebenszeitprävalenz einer komorbiden Abhängigkeitserkrankung von bis zu 78 % aufweist und mit 13 % die Persönlichkeitsstörung mit der höchsten Prävalenz unter Alkoholabhängigkeiten ist, bedarf einer besonders intensiven Behandlung, da sonst die Abstinenz- und Therapiephasen signifikant verkürzt sind. Hier bieten sich psychotherapeutische Verfahren wie die Dialektisch-Behaviorale Therapie an, welche die Substanzgebrauchsstörung berücksichtigen (DBT-S), außerdem die dual-fokussierte Schematherapie und die Dynamische Dekonstruktive Therapie. Psychotherapie ist hier insgesamt sehr gut evidenzbasiert (Euler et al., 2015).

## Individuelle Erklärungsmodelle

Ebenfalls von großer Bedeutung für die Inanspruchnahme therapeutischer Interventionen sind die individuellen Erklärungsmodelle der Betroffenen. Hier spielt oft das soziokulturelle Umfeld eine Rolle. So zeigt eine Untersuchung, dass Jugendliche mit türkischem Migrationshintergrund in Deutschland Suchtprobleme häufiger mit Stigmatisierung in Verbindung bringen und seltener mit einer »physischen Abhängigkeit« und sich häufiger im Glauben an die persönliche Stärke an Peers und Familie wenden (Penka et al., 2008). Auch kann ein Substanzkonsum im Beginn häufig als wirksamer Coping-Mechanismus bei psychosozialen Krisen verstanden werden. Eine effektive psychotherapeutische Behandlung sollte in diesem Falle neue Strategien der Emotionsregulation einschließen.

### 4.1.4 Intoxikationen

Jede psychoaktive Substanz kann schon bei einem einmaligen Konsum in ausreichender Menge oder bei verminderter Toleranz (z. B. bei Kindern, der Einnahme von Begleitmedikamenten, etc.) eine Intoxikation mit deutlichen psychischen und physischen Symptomen hervorrufen. So kann nur anhand der einmaligen Symptomatik während eines Rausches oder anhand eines einmaligen Drogenscreenings kaum etwas über eine mögliche andauernde Substanzgebrauchsstörung ausgesagt werden. Auch benötigen Personen, welche sich einmalig oder sporadisch in akuten Intoxikationen befinden, entweder keine oder häufig andere therapeutische Maßnahmen als Menschen mit einer Abhängigkeitserkrankung.

### Symptome

Die Symptome eines Substanzkonsums bestehen – je nach Intention – aus gewünschter Wirkung und unerwünschten Nebenwirkungen. Orientierend kann hier bei psychoaktiven Substanzen zwischen Stimulanzien, welche die Vigilanz erhöhen, beruhigenden Substanzen, welche sie vermindern, und bewusstseinsverändernden Substanzen unterschieden werden. Nicht immer ist auf den ersten Blick klar erkennbar, ob es sich um Zeichen einer Intoxikation oder Symptome einer psychischen Störung leidet.

Trotz dieser groben Einordnung können einige Substanzen auch abhängig von ihrer Dosis und der individuellen Konstitution des Konsumierenden unterschiedliche bis konträre Wirkungen entfalten. Während höhere Alkoholmengen schnell das Bewusstsein quantitativ mindern bis zur Lebensgefahr durch Atemdepression ab etwa 3,5‰ Alkohol, kann ein Alkoholrausch bereits bei niedrigen Promillewerten eine Enthemmung mit Aggressivität hervorrufen. Die Ursachen hierfür sind nicht abschließend geklärt; soziales Lernen, neurobiologische Korrelate mit einem veränderten Entscheidungsprozess in Richtung kurzfristiger Verstärker und kontextuelle Einflüsse scheinen eine Rolle zu spielen.

## 4.1.5 Eigenschaften einer Substanzgebrauchsstörung

### Diagnostik

Die Diagnose einer Abhängigkeitserkrankung sind in den beiden medizinischen Klassifikationssystemen DSM-5 und dem deutschen ICD-10 festgelegt. Zusammenfassend lässt sich sagen, dass eine Substanzabhängigkeit sehr wahrscheinlich ist, wenn der Konsum trotz negativer Folgen und unangenehmer physischer oder psychischer Zustände nicht beendet werden kann. Hierbei legt das DSM-5 einen deutlichen Schwerpunkt auf soziale Faktoren, welche für die Betroffenen oft eine große Rolle spielen, die aber auch größeren kulturellen Unterschieden unterliegen. Die genauen Kriterien sind in der Tabelle übersichtlich zusammengestellt (► Tab. 4.1).

**Tab. 4.1:** Klassifikation der Suchtstörungen, Vergleich der Kriterien nach DSM-IV und ICD-10 (nach Penka et al. 2018)

| DSM-5 | ICD-10 |
|---|---|
| *Mindestens zwei Kriterien innerhalb von zwölf Monaten:* | *Abhängigkeit: Mindestens drei der folgenden Kriterien in den letzten zwölf Monaten:* |
| 1. Substanz wird häufig in größeren Mengen oder länger als beabsichtigt konsumiert.<br>2. Anhaltender Wunsch oder erfolglose Versuche, den Substanzkonsum zu verringern oder zu kontrollieren.<br>3. Hoher Zeitaufwand, um Substanz zu beschaffen, zu konsumieren oder sich von seiner Wirkung zu erholen.<br>4. Craving oder starkes Verlangen, die Substanz zu konsumieren.<br>5. Wiederholter Substanzkonsum, der zu einem Versagen bei der Erfüllung wichtiger Verpflichtungen bei der Arbeit, in der Schule oder zu Hause führt.<br>6. Fortgesetzter Substanzkonsum trotz ständiger oder wiederholter sozialer oder zwischenmenschlicher Probleme, die durch die Auswirkungen der Substanz verursacht oder verstärkt werden.<br>7. Wichtige soziale, berufliche oder Freizeitaktivitäten werden aufgrund des Substanzkonsums aufgegeben oder eingeschränkt.<br>8. Wiederholter Substanzkonsum in Situationen, in denen der Konsum zu einer körperlichen Gefährdung führt. | 1. Konsum trotz Nachweis schädlicher Folgen<br>2. Toleranzentwicklung<br>3. Entzugssyndrom<br>4. Verminderte Kontrollfähigkeit bzgl. Beginn, Beendigung oder Menge<br>5. Starker Wunsch oder Zwang (»Craving«)<br>6. Vernachlässigung anderer Interessen zugunsten des Substanzkonsums, erhöhter Zeitaufwand für Beschaffung oder Konsum<br><br>*Schädlicher Gebrauch: Substanzinduzierte psychische oder körperliche Probleme* |

## 4.1 Abhängigkeitserkrankungen und Suchtbehandlung in Deutschland

Tab. 4.1: Klassifikation der Suchtstörungen, Vergleich der Kriterien nach DSM-IV und ICD-10 (nach Penka et al. 2018) – Fortsetzung

| DSM-5 | ICD-10 |
|---|---|
| 9. Fortgesetzter Substanzkonsum trotz Kenntnis eines anhaltenden oder wiederkehrenden körperlichen oder psychischen Problems, das wahrscheinlich durch die Substanz verursacht wurde oder verstärkt wird. | |
| 10. Toleranzentwicklung, definiert durch eines der folgenden Kriterien:<br>– Dosissteigerung, um Intoxikationszustand oder einen erwünschten Effekt herbeizuführen<br>– deutlich verminderte Wirkung bei fortgesetztem Konsum derselben Substanzmenge | |
| 11. Entzugssymptome, die sich durch eines der charakteristischen Entzugssymptome äußern (definiert für jede Substanz). | |

*Aktueller Schweregrad nach Anzahl Symptomkriterien: leicht: 2–3; mittel: 4–5; schwer: 6 oder mehr*

### Ergänzende Untersuchungen in der Diagnostik

Auch wenn die Diagnosestellung einer Abhängigkeitserkrankung anhand der Kriterien der ICD-10 oder DSM-5 obligat ist, stehen für die punktuelle Überprüfung eines aktuellen oder vergangenen Substanzkonsums verschiedene Laborparameter zur Verfügung. Auf einen erhöhten Alkoholkonsum können Blut-Parameter wie γ-GT, GOT und GTP hinweisen, welche bei einem erhöhten Zellumsatz der Leber freigesetzt werden (indirekte Zustandsmarker). Im Urin lässt sich das Ethylglucoronid nachweisen, welches bis zu zwei Tage nach dem letzten Konsum als Abbauprodukt ausgeschieden wird (direkter Zustandsmarker). Auch wird der Blutalkohol in die Ausatemluft abgegeben und kann hier über eine Atemalkoholbestimmung geschätzt werden (Bühringer et al., 2015).

Im Drogenscreening lassen sich viele Abbauprodukte und Substanzen erfassen, allerdings ist hier eine relativ hohe Rate an falsch-positiven Ergebnissen zu beachten. Zum Screening von Hinweisen zu längerfristigem riskanten oder abhängigen Konsum sollten eher klinische Interviews und Fragebögen eingesetzt werden, hier sind besonders Fragebögen zum Alkoholkonsum (wie der AUDIT) etabliert (Bühringer et al., 2015).

## 4.1.6 Therapie der Substanzgebrauchsstörung

### Therapie der akuten Intoxikation

Etwaigen Erregungszuständen unter psychoaktiven Substanzen begegnet man substanzübergreifend zunächst konservativ mit deeskalierenden Strategien, Reizabschirmung, beruhigenden Gesprächsversuchen, und ggf. dem Angebot von Flüssigkeit.

Für einige psychoaktive Substanzen gibt es Antagonisten, welche die Wirkung der Substanz direkt oder indirekt hemmen. Bei einer Opioidintoxikation kann so Naloxon intravenös verabreicht werden, um eine lebensgefährliche Atemdepression zu verhindern. Flumazenil ist ein Benzodiazepin-Antagonist. Hier sollte darauf geachtet werden, dass eine Überdosierung mit dem Antagonisten einen gefährlichen Entzug mit Krampfanfällen auslösen kann.

Medikamentös können bei schweren Erregungszuständen auch Antipsychotika eingesetzt werden, und auch der vorsichtige Einsatz von Benzodiazepinen hat sich teilweise bewährt. Zu beachten sind aber Interaktionen an Rezeptoren, z. B. wirken Alkohol und Benzodiazepine beide an GABA-Rezeptoren, was zu wechselseitigen Verstärkungen der dämpfenden Effekte auf das ZNS – insbesondere das Atemzentrum – und damit zu schweren Intoxikationen führen kann (Lieb et al., 2012).

## Therapie bei dauerhaften Substanzabhängigkeitsstörungen

Die Angebotslandschaft der Suchtbehandlung ist hierzulande breit gefächert und bezieht sich sowohl auf den ambulanten als auch den stationären Sektor. Niedrigschwellige Kontaktangebote sind beispielsweise Selbsthilfegruppen oder die Suchtberatungsstelle, welche zum Teil ambulante Entgiftungen begleiten können. Bevor mit der professionellen Suchttherapie begonnen werden kann, kann bei einigen Substanzabhängigkeiten, bei denen mit schweren Entzugssymptomen zu rechnen ist – wie Alkoholabhängigkeit – eine stationäre Entgiftung durchgeführt werden, die je nach Schwere und Dauer der Intoxikation intensivmedizinisch betreut werden sollte. Hier ist wegen den häufigen Voraussetzungen, an einem Vorgespräch teilnehmen zu müssen und eine Kostenübernahme durch die Krankenkasse zu haben, der Zugang für viele Betroffene höherschwellig und zum Teil im Rahmen fortgeschrittener Suchterkrankung nur schwer realisierbar. Im weiteren Verlauf können für die Entwöhnung sowohl psychotherapeutische Konzepte als auch eine pharmakologische Behandlung eine Rolle spielen, welche durch adjuvante Angebote wie Selbsthilfegruppen, Gruppentherapien oder Online-Beratungen ergänzt werden können. Langfristige rehabilitative Maßnahmen müssen über die Rentenversicherung beantragt werden.

Grundsätzlich versucht man gemäß der multifaktoriellen und individuellen Ätiologie, jede Suchterkrankung multimodal zu behandeln und nach individuellen Therapiezielen auszurichten. Dies bedeutet häufig, aber nicht immer, die vollkommene Abstinenz. Von einem Abstinenz-Dogma hat man sich mittlerweile entfernt, da zum Beispiel bei der Heroinabhängigkeit oft eine langfristige Substitutionsbehandlung mit Opioiden mit guter Adhärenz und Verbesserung der Lebensqualität angestrebt wird, um das Überleben der Betroffenen zu sichern (Gutwinski et al., 2014); vollkommen substanzfrei werden dabei aber nur wenige Patienten. Währenddessen wird auch bei der Alkoholabhängigkeit kontrovers diskutiert, ob ein »kontrolliertes Trinken« ein valides alternatives Therapieziel ist, insbesondere vor dem Hintergrund, dass einige Betroffene vor dem Ziel einer vollkommenen Abstinenz zurückschrecken und das Angebot eines weniger radikalen Therapieziels die Eingangsschwelle zu einer qualifizierten Behandlung senken könnte. In der klinischen Praxis wird hier die

Abstinenz trotzdem weiterhin empfohlen, auch im Hinblick auf die häufigen somatischen Komorbiditäten wie Leberzirrhose oder chronische Pankreatitis (Bühringer et al., 2015).

## Harm Reduction

Bei sozial stark beeinträchtigenden Suchterkrankungen wie der Heroinabhängigkeit haben sich niederschwellige Hilfsangebote zur Schadensminimierung etabliert, wie Impfprogramme oder Straßensozialarbeit. Dadurch wird die Übertragung viraler Erkrankungen wie HIV durch geteilte Nadeln oder ungeschützten Geschlechtsverkehr effektiv minimiert (Gilchrist et al., 2017). Diese Methoden zur Krisenintervention bei risikoreichem Konsum schließen sich der akzeptierenden Drogenarbeit an, welche besonders unter Peers, der ehrenamtlichen Drogenhilfe und an Orten mit hohem Substanzkonsum wie Musikfestivals zum Einsatz kommt. Hier wird davon ausgegangen, dass den Konsumenten als mündige und erwachsene Menschen die Entscheidung, psychoaktive Substanzen zu konsumieren, nicht verboten werden kann. Statt eines Abstinenzgebots werden Angebote zur Schadensbegrenzung und medizinisch-sozialen Grundversorgung gemacht, wie die Abgabe von sauberem Injektionsbesteck, von Informationen zum Wirkstoffgehalt aktueller Ecstasy-Pillen oder die Begleitung von »Bad Trips« (Majic et al., 2019). Auch das Therapieziel »reduzierter Alkoholkonsum« bei risikoreichem Alkoholkonsum kann als Intervention im Sinne einer »harm reduction« verstanden werden und die Lebensqualität der Betroffenen erhöhen (Charlet und Heinz, 2016).

Im Folgenden wird die Behandlung von Suchterkrankung anhand von verschiedenen Phasen der Therapie von Abhängigkeitserkrankungen vorgestellt, wobei selbstverständlich eine enge Verzahnung der Phasen und eine Beibehaltung der übergreifenden Konzepte und Therapiehaltungen angestrebt wird.

## Kontakt- und Motivationsphase

Entgegen früherer Annahmen ist es nicht sinnvoll, eine intrinsische vollständige Motivation zur Behandlung seitens der Betroffenen zur Voraussetzung für den Beginn einer Suchtberatung zu machen. Vielmehr ist es Aufgabe der niedergelassenen Ärzte und Ärztinnen und der Suchtberatungsstellen, bei den Betroffenen empathisch und partizipativ ein Problembewusstsein zu wecken und ein Therapieziel zu entwickeln. Menschen, die im Rahmen eines Substanzgebrauchs ein Problembewusstsein haben, suchen – neben Freunden und Familie – am häufigsten zuerst ihren Hausarzt auf (de Matos et al., 2013). Suchen die Betroffenen selbst eine Beratungsstelle auf, so geschieht dies nicht immer eigenmotiviert, sondern häufig auch über Druck durch Partner oder die Arbeitsstelle.

Schon hier ist ein empathisches und wertschätzendes Setting wichtig, auch weil Menschen mit einer Substanzgebrauchsstörung häufig schlechte Erfahrungen mit therapeutischen Angeboten gemacht haben (Dürsteler-MacFarland et al., 2013). Zudem sind viele Menschen mit Substanzgebrauchsstörungen Opfer von traumatischen Erlebnissen gewesen und haben Schwierigkeiten, Vertrauen aufzubauen. Viele Betroffene leiden sowohl unter dem sozialen Stigma als auch einer Selbststigmatisierung. Hier haben sich Prinzipien des Motivational Interviewing und der Partizipativen Entscheidungsfindung bewährt (Livingston et al., 2012).

Allgemein anerkannt ist auch die Wirksamkeit von Kurzinterventionen (im Zusammenhang mit Alkoholkonsum), welche in nicht-spezialisierten Settings wie der hausärztlichen Praxis individuelles Feedback und Beratung beinhalten, gut belegt – sowohl in einem direkten Effekt (Bühringer et al., 2015) als auch als Anreizbildung, eine langfristige Behandlung aufzusuchen (Dürsteler-MacFarland et al., 2013).

## Motivational Interviewing nach Miller & Rollnick

In den 1980er Jahren entwickelten Miller & Rollnick das Konzept des »Motivational Interviewing«, welches Therapeuten und Betroffene in der Abhängigkeitsbehandlung im Prozess der Veränderung unterstützen sollte. In einer stetigen Weiterentwicklung wird dieses Konzept nun weltweit als eine therapeutische Grundhaltung zur Problemlösung eingesetzt. Kern ist ein kooperativer und wertfremder Gesprächsstil, welcher auf Eigenmotivation der Betroffenen setzt und diese stärkt. Statt Appell und Diskussion versucht der Therapeut über Interesse am anderen und offene Fragen den Veränderungsprozess zu unterstützen und Ressourcen der Betroffenen offenzulegen. Diese therapeutische Grundhaltung wird über jedes Stadium der Therapie hinweg wahrgenommen. Sie ist in ihrer Effektivität traditionell-paternalistischer Psychoedukation oder konfrontativen Verfahren vermutlich überlegen (Bühringer et al., 2015; Walter et al., 2015) und kann unabhängig von der Therapieschule einen großen Einfluss auf den Behandlungserfolg haben (Messer und Wampold, 2002).

### Veränderungsmotivation Prochaska und DiClemente

1982 entwickelten Prochaska und DiClemente die »Stages of Change«, welche in der Suchtbehandlung noch heute Gültigkeit haben, um das Stadium der Veränderungsmotivation des Betroffenen einzuschätzen. Die beschriebenen Phasen werden als ein fließender Prozess verstanden, in welchem das aktuelle Therapieziel stetig angepasst und erweitert wird (▶ Abb. 4.1). Ein Vor- und Zurückschwanken zwischen den Phasen gilt als natürlich und setzt eine stetige Überprüfung der aktuellen Phase des Betroffenen seitens des Therapierenden voraus. So hat es sich als nicht nützlich erwiesen, bei einem Betroffenen, welcher sich im ersten Stadium der Vorbewusstheit befindet und somit noch kein Problembewusstsein entwickelt hat, mit Strategien der Abstinenzaufrechterhaltung zu therapieren. Stattdessen wird im ersten Stadium angestrebt, dass der Betroffene einen Teil der Problematik im eigenen Verhalten sieht, damit er im nächsten Schritt eine Verhaltensänderung abwägen kann. Erstes Teilziel ist dann die dritte Phase, die Absichtsphase, in welcher die Entscheidung zu einer Behandlung der Abhängigkeitserkrankung getroffen wurde. In der folgenden Aktionsphase werden Methoden zur Zielerreichung erprobt, um diese in der Phase der Aufrechterhaltung erfolgreich anwenden zu können.

Eine Besonderheit in den »Stages of Change« ist, dass die Beendigung der Aufrechterhaltung – also ein Rückfall – im Konzept fest integriert ist. Oft sind Rückfälle mit großem Kränkungs- und Versagenserleben verknüpft, welche die Hemmschwelle zu einem weitergeführten Konsum massiv senken können. In diesem Modell wird dem Umstand Rechnung getragen, dass Rückfälle trotz jeder Veränderungsabsichten auftreten können und am besten im Sinne einer Lernmöglichkeit zu werten sind, anhand welcher die Methoden der Zielerreichung verbessert oder zugrundeliegende Konflikte und Risikofaktoren besprochen werden können (Prochaska und DiClemente, 1983).

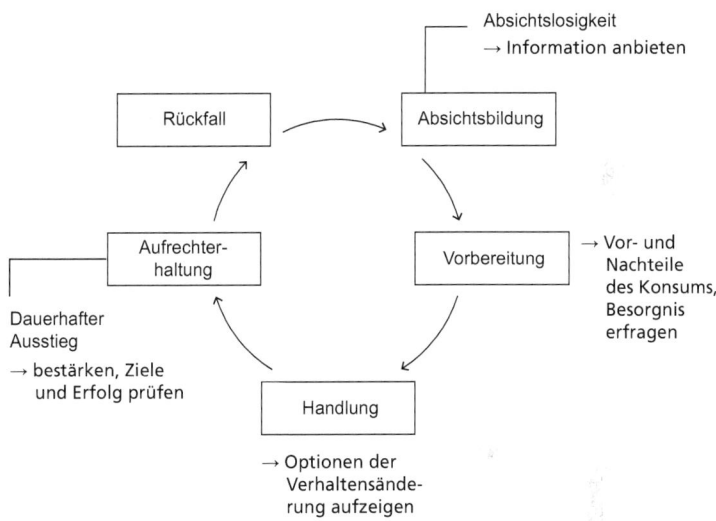

Abb. 4.1: Stadien der Veränderungsmotivation (in Anlehnung an Prochaska und DiClemente)

### Entgiftungsphase

Entgiftungen von einem abhängigen Konsum einer psychotropen Substanz können von Entzugserscheinungen begleitet sein, welche einen hohen Leidensdruck verursachen oder sogar lebensbedrohliche Ausmaße annehmen können. Die medikamentöse Behandlung unterscheidet sich je nach eingenommener psychoaktiver Substanz.

Eine Alkoholentgiftung wird in der Regel stationär-psychiatrisch oder -internistisch durchgeführt, die Substanz wird kontrolliert abrupt abgesetzt. Wegen der hohen Gefahr eines Delirs wird Betroffenen für gewöhnlich geraten, weiter zu konsumieren, bis sie unter ärztlicher Aufsicht den Entzug durchführen können. Zur Behandlung des Alkoholentzugsdelirs kommen das Sedativum Clomethiazol oder Benzodiazepine zum Einsatz; beim Auftreten von deliranten Symptomen können zusätzlich Neuroleptika wie Haloperidol eingesetzt werden (Bühringer et al., 2015).

Benzodiazepine und Barbiturate müssen stets ausschleichend abgesetzt werden, gegebenenfalls unter begleitender medikamentöser antiepileptischer Behandlung, um das Risiko des Auftretens von epileptischen Entzugsanfällen zu vermindern. Auch bei Opioiden empfiehlt sich aufgrund der sehr belastenden Entzugssymptomatik ein »warmer« Entzug, meist mit vorherigem Wechsel zu Opioiden mit längerer Halbwertszeit (z. B. Buprenorphin, Methadon). Zur Behandlung psychotischer Symptome unter Halluzinogenen oder Kokain kommen Neuroleptika zum Einsatz (Lieb et al., 2012).

## Qualifizierter Entzug

Eine rein somatische Entgiftungsbehandlung, ohne begleitende Psychotherapie oder psychosoziale Unterstützung, führt nur bei 12–17 % der alkoholabhängigen Patienten zu einer längerfristigen Besserung der Symptomatik (Loeber et al., 2009). Kommen Menschen mit einer Abhängigkeitserkrankung im Rahmen einer Krise in eine stationäre Behandlung, werden dabei teilweise Entgiftungsbehandlungen begonnen, ohne dass individuelle Aspekte und der zum Teil fehlende Abstinenzwunsch der Betroffenen erfragt oder beachtet wird. Dieses Vorgehen kann zu vorzeitigem Abbruch der Behandlung oder Wiederaufnahme des Konsums führen. Loeber et al. argumentieren, dass eine unspezifische Entgiftungsbehandlung nicht ausreicht, um eine Veränderungsmotivation der Betroffenen zu wecken. Hierbei hat sich gezeigt, dass eine qualifizierte Entzugsbehandlung, welche neben der reinen Entgiftung psychotherapeutische und psychosoziale Angebote während des Entzugs durchführt, die Abstinenzrate auf bis zu 48 % steigern kann, was langfristig die Behandlungskosten auch signifikant senkt (Loeber et al., 2009). Die aktuelle S3-Leitlinie zur Behandlung alkoholbezogener Störungen spricht sich vor diesem Hintergrund eindeutig für die Bevorzugung einer Qualifizierten Entzugsbehandlung aus (Bühringer et al., 2015).

## Entwöhnungsphase

Im Idealfall schließt sich der qualifizierten Entzugsbehandlung direkt eine Langzeitentwöhnungsbehandlung an, welche je nach Substanzkonsum 2–12 Monate dauert. Hier können über eine intensive Psychotherapie (und unter Umständen begleitende pharmakologische Entwöhnung) die besten langfristigen Behandlungserfolge erzielt werden (Bühringer et al., 2015; Walter et al., 2015), psychosoziale Interventionen wie die Kontingenztherapie oder Rückfallprophylaxe sind wirkungsvolle Kombinationstherapien (Dutra et al., 2008).

Modellbeispiel ist hier auch die ALITA-Studie, welche bei alkoholabhängigen Menschen über ein ambulantes, intensives, zweijähriges, multimodales Therapieprogramm 7-Jahres-Abstinenzraten von 50 % erreichen konnten (Ehrenreich und Krampe, 2003). Die Autoren bemängeln, dass trotz dieser herausragenden Ergebnisse weiterhin sozialpolitische Schwierigkeiten bestehen, eine Kostenübernahme langfristiger stationärer oder ambulanter Therapieprogramme zu etablieren (Ehrenreich und Krampe, 2003).

## Psychotherapie

Vorwiegende Behandlungsziele psychotherapeutischer Interventionen sind neben der Reduktion des Substanzkonsums und dem Erlernen neuer Verhaltensweisen auch die Psychoedukation, Verminderung der Selbststigmatisierung, Entwicklung einer Selbstwirksamkeit, und Therapie begleitender ängstlicher oder depressiver Symptomatik. Während viele psychotherapeutische Verfahren auf Abhängigkeitserkrankung angewendet werden können, zeigten Wirksamkeitsstudien bezogen auf die Alkoholabhängigkeit und auch die Tabakabhängigkeit Effekte insbesondere der Kognitiven Verhaltenstherapie und der Motivationalen Interventionen (Batra et al., 2015; Bühringer et al., 2015), erstere wird auch bei Polytoxikomanie eingesetzt (Walter et al., 2015). Psychodynamische Therapiekonzepte spielen bisher eine eher untergeordnete Rolle, was vermutlich nicht nur an dem Verfahren selbst liegt, sondern auch an der Hochschwelligkeit von vielen psychodynamisch orientierten Therapien mit zum Beispiel Abstinenzgeboten. Während das Prinzip des Motivational Interviews oben bereits erläutert wurde, soll im Folgenden deswegen auf die Kognitive Verhaltenstherapie gesondert eingegangen werden. Ungeachtet der Therapieform stellt der respektvolle und wertfreie Beziehungsrahmen eine zentrale Komponente der psychotherapeutischen Intervention dar.

Die Kognitive Verhaltenstherapie leitet ihre Strategien besonders von der Lerntheoretischen Ätiologie der Abhängigkeitserkrankungen ab. In einer funktionalen Analyse des Suchtverhaltens werden individuelle positive und negative Verstärker der Abhängigkeitserkrankung identifiziert. Verschiedene Verfahren können nun abstinente Umgänge mit diesen Verstärkern erproben und stärken, zum Beispiel die Expositionsbehandlung oder das soziale Kompetenztraining. Diese intensive Rückfallprophylaxe orientiert sich an dem sozialkognitiven Rückfallmodell, welches zwischen Selbstwirksamkeitserwartungen und verfügbare Bewältigungsstrategien unterscheidet (Marlatt und Donovan, 2005). Erstere sollen durch erfolgreiche Erprobung neuer Strategien gestärkt werden (Herpertz et al., 2017).

Verschiedene spezialisierte verhaltenstherapeutische Formate wurden auch im Zusammenhang mit anderen Substanzkonsumstörungen verwendet. Ein besonderes Behandlungskonzept der Verhaltenstherapie ist die Gemeindeorientierte Suchttherapie (*Community Reinforcement Approach*), welche auf positive Verstärkung aus dem sozialen Umfeld setzt. Risikosituationen sollen mittels eigener »Skills« überwunden werden (Walter et al., 2015). Die Rückfallprävention nach Marlatt und Gordon (1980-1985) konzentriert sich auf bedrohliche Situationen, für welche individuelle Bewältigungsstrategien erarbeitet werden, und kann im Einzel- und Gruppensetting effektiv angewandt werden (Marlatt und George, 1984).

### Pharmakotherapie

Die dauerhafte oder intermittierende Pharmakotherapie spielt bisher bei Substanzabhängigkeiten, abgesehen von der Heroinabhängigkeit, kaum

## 4.1 Abhängigkeitserkrankungen und Suchtbehandlung in Deutschland

eine Rolle. Eine medikamentöse Rezidivprophylaxe oder Substitutionstherapie sollte möglichst durch eine psychotherapeutische Betreuung begleitet werden.

Zur Behandlung des Relief- oder Reward-Cravings bei Alkoholabhängigkeit stehen mehrere Substanzen zur Auswahl. Acamprosat und Disulfiram zeigen eine schwach signifikante Wirkung in der Abstinenzrate, allerdings über deutlich unterschiedliche Mechanismen: Acamprosat wirkt hierbei auf die NMDA-Rezeptoren und mindert das Relief-Craving, Disulfiram verhindert einen Abbau des Alkoholprodukts Acetaldehyd, was bei Konsum eine starke Unverträglichkeitsreaktion hervorruft und zum Teil auch mit lebensgefährlichen Interaktionen verbunden sein kann. Der Opioidantagonist Naltrexon scheint die Trinkhäufigkeit zu verringern, indem er die alkoholinduzierte Endorphinausschüttung und damit das Reward-Craving mindert – hier ist die Evidenzlage allerdings nicht eindeutig. Seit 2014 steht auch Nalmefen, ein Opioidantagonist, zur Verfügung, welcher ebenfalls die Trinkhäufigkeit verringern soll.

Beispiele für Opiat-Agonisten zur Substitutionsbehandlung sind Methadon oder Buprenorphin. Methadon wirkt bei den meisten Menschen durchschnittlich etwa 24 Stunden, verhindert während dieser Zeit das Auftreten von Entzugssymptomen und vermindert das Suchtverlangen. Therapieziel ist zunächst, das Überleben zu sichern, und mittelfristig eine soziale Reintegration und gesundheitliche Stabilisierung, unter anderem durch verringerte Infektionsraten. Die Substitutionsbehandlung bedeutet für viele Menschen aber eine dauerhafte Abhängigkeit von medizinisch verordneten Opioiden: bis zu der Hälfte der Patienten bleiben dauerhaft in der Substitutionstherapie (Gutwinski et al., 2014).

Während pharmakologische Interventionen für Abhängigkeiten von den Substanzklassen Alkohol und Opioide wissenschaftlich eingehend untersucht sind, gibt es für eine pharmakologische Behandlung von Stimulanzien-Abhängigkeiten wie Kokain oder Metamphetamin wenig aussagekräftige Studien. In einer umfassenden Metaanalyse wurden für Disulfiram, Dexamphetamin und Bupropion in der Behandlung einer Kokain-Abhängigkeit erste positive Ergebnisse berichtet, welche allerdings weitere Untersuchungen benötigen; für eine Cannabisabhängigkeit haben sich bisher keine wirklich überzeugenden Medikamente durchgesetzt (Van den Brink, 2012).

## Weitere Angebote

Um Defizite in der Entscheidungsfähigkeit abzubauen, zeigt die Kognitiv-Behaviorale Therapie kombiniert mit Kontingenzmanagement, welches über Verstärkerpläne die Adhärenz zu Therapiezielen belohnt, eine gute Effektivität (Verdejo-Garcia et al., 2018; Walter et al., 2015). Besonders in der Behandlung der Kokain- oder Amphetaminabhängigkeit hat sich das Kontingenzmanagement gemeinsam mit der Gemeindeorientierten Suchttherapie als wirksam erwiesen (De Crescenzo et al., 2018b). Der positive Effekt von Kontingenztherapien konnte für Stimulanzien-, Alkohol-, Opioid-, Tabak- und Cannabisabhängigkeit nachgewiesen werden.

Weiterhin sollten bei Abhängigkeitserkrankungen, besonders von illegalen Drogen, auch soziale Interventionen erfolgen. So zeigt eine Metaanalyse, dass ein Programm zur Wiedereingliederung in die Gemeinschaft die Rückfallraten von Amphetamin- und Kokainabhängigen signifikant senken kann (De Crescenzo et al., 2018a).

Neuere Studien untersuchen auch kostengünstige computergestützte Angebote, welche automatisierte Verhaltenstendenzen und ungesunde Konsummuster durch »Approach Bias Modification« beeinflussen wollen (Kakoschke et al., 2017).

## Nachsorgephase

Für viele Menschen ist eine Abhängigkeitserkrankung eine chronische Erkrankung. Dadurch kommt der psychotherapeutischen Nachbetreuung eine besondere Bedeutung zu. Sie kann in verschiedenen Settings stattfinden: So können besonders Selbsthilfegruppen wie die Anonymen Alkoholiker oder das Blaue Kreuz langfristig fortgeführt werden. Daneben gibt es spezifische suchttherapeutische Einzel- oder Gruppentherapien, regelmäßige hausärztliche Kontakte oder ambulante Suchtberatungsstellen mit meist niederschwelligen Angeboten. Etwa 58 % der Patienten, die im stationären Setting behandelt wurden, besuchten zusätzlich Angebote der Selbsthilfe (Dauber et al., 2018).

Für Menschen, die über ihre Abhängigkeitserkrankung in ein kriminelles Umfeld oder Wohnungsnot geraten sind, stehen begleitete Wohngruppen oder Eingliederungshilfen zur Verfügung.

Oft ist es für die Angehörigen von Konsumenten eine belastende Erfahrung, den Konsum und dadurch entstehende Krisen mitzuerleben. In Angehörigentrainings können Selbstfürsorge und Verantwortungsübergabe an den Konsumenten erlernt werden. Die Multidimensionale Familientherapie wird vor allem bei der Behandlung von Jugendlichen eingesetzt, hier nimmt die Wiederherstellung der familiären Funktionalität und Stabilität einen zentralen Platz in der ganzheitlichen Behandlung ein.

### 4.1.7 Verlauf und Rückfälle

Etwa 95 % der alkoholabhängigen Menschen in Deutschland bekommen keine suchtspezifische Behandlung (Mann, 2002b). Insgesamt ist die Prognose von Abhängigkeitserkrankungen langwierig. Selbst wenn Therapieangebote genutzt wurden, beträgt die Rückfallquote nach den ersten Abstinenzversuchen für alkoholabhängige Menschen 50–80 %, für heroinabhängige Menschen bis zu 90 % – eine frühzeitige Integration von möglichen Rückfällen in den Behandlungsplan und die vollständige Teilnahme an Langzeitprogrammen können die Chancen auf einen Rückfall senken (Mann, 2002b). Ein wichtiger Risikofaktor für Rückfälle sind Kriminalität, meist in Folge von nicht gelungener Re-Integration, und der vorzeitige Abbruch der Suchttherapie (Brorson et al., 2013).

Zahlen zum »typischen Verlauf« einer Abhängigkeitserkrankung sind schwierig zu finden, da jede Substanzkonsumstörung abhängig von Komorbiditäten und der Ausprägung der Symptomatik unterschiedliche Prognosen hat. Der Jahresbericht der Deutschen Suchthilfe sammelt hier Daten zu suchtspezifischen Angeboten in Deutschland. Während 80,5 % der Patienten, die eine stationäre Suchtbehandlung beginnen, diese auch planmäßig beenden, beträgt dieser Wert unter den ambulant behandelten Menschen etwa 65 %. Die höchste Haltequote hat hierbei die Alkoholabhängigkeit, die niedrigste die Opioidabhängigkeit. Eine Verbesserung der Problematik zum Betreuungsende zeigen 61 % aller Klienten ambulanter und 81 % aller Klienten stationärer Einrichtungen. Sowohl im ambulanten als auch im stationären Setting kann die Konsummenge durch eine Behandlung reduziert werden (Dauber et al., 2018).

## 4.1.8 Fazit

Die Substanzgebrauchsstörung ist als eine chronisch-rezidivierende Erkrankung zu sehen, bei welcher eine initial bisweilen geringe intrinsische Veränderungsmotivation nicht als persönliche Willensschwäche zu betrachten ist, sondern als Zusammenspiel einer Vielzahl individueller, sozialer und neurobiologischer Faktoren. Wegen der hohen Prävalenz von Suchterkrankungen in der Allgemeinbevölkerung, auf somatischen Stationen und in hausärztlichen Praxen sollten qualifizierte Beratungen und wohnortnahe Angebote dringend ausgebaut werden (Bühringer et al., 2015; Mann, 2002a). Der Abbau des strukturellen Stigmas in Bezug auf psychiatrische Erkrankungen, insbesondere Substanzgebrauchsstörungen durch edukative Programme, kann ebenfalls dazu beitragen, dass in Zukunft mehr Betroffenen professionelle Hilfe zuteilwird (Livingston et al., 2012). Eine Suchtbehandlung ist meist dann erfolgreich, wenn sie sich an den Bedürfnissen der Betroffenen orientiert, hierbei sind eigene Therapieziele und dabei vor allem die individuelle Bedeutung des Konsums (z. B. Selbsttherapie bei Traumafolge- oder Persönlichkeitsstörungen) zu berücksichtigen. Die Überwindung eines fehlenden Abstinenzwunsches oder von Rückfällen sind in vielen Phasen elementarer Teil von Suchtbehandlungen, welche oft über Jahre bis Jahrzehnte andauern können.

## Literatur

Auwärter, V., Dresen, S., Weinmann, W., Müller, M., Pütz, M., Ferreirós, N. (2009). ›Spice‹ and other herbal blends: harmless incense or cannabinoid designer drugs? Journal of Mass Spectrometry, 44(5), 832-837.

Batra, A., Hoch, E., Mann, K., Petersen, K. U. (2015). S3-Leitlinie Screening, Diagnose und Behandlung des schädlichen und abhängigen Tabakkonsums: Springer-Verlag.

Brorson, H. H., Ajo Arnevik, E., Rand-Hendriksen, K., Duckert, F. (2013). Drop-out from addiction treatment: A systematic review of risk factors. Clinical Psychology Review, 33(8), 1010-1024.

Bühringer, G., Klein, M., Reimer, J., Reymann, G., Thomasius, R., Petersen, K. U. (2015). S3-Leitlinie Screening, Diagnose und Behandlung alkoholbezogener Störungen: Springer.

Charlet, K., Heinz, A. (2016). Harm reduction-a systematic review on effects of alcohol reduction on physical and mental symptoms. Addict Biol.
Dauber, H., Specht, S., Künzel, J., Braun, B. (2018). Suchthilfe in Deutschland 2017. Jahresbericht der Deutschen Suchthilfestatistik (DSHS).
De Crescenzo, F., Ciabattini, M., D'Alò, G. L., De Giorgi, R., Del Giovane, C., Cassar, C., Janiri, L., Clark, N., Ostacher, M. J. ,Cipriani, A. (2018a). Comparative efficacy and acceptability of psychosocial interventions for individuals with cocaine and amphetamine addiction: A systematic review and network meta-analysis. PLOS Medicine, 15(12), e1002715.
De Crescenzo, F., Ciabattini, M., D'Alo, G. L., De Giorgi, R., Del Giovane, C., Cassar, C., Janiri, L., Clark, N., Ostacher, M. J., Cipriani, A. (2018b). Comparative efficacy and acceptability of psychosocial interventions for individuals with cocaine and amphetamine addiction: A systematic review and network meta-analysis. PLoS Med, 15(12), e1002715.
de Matos, E. G., Kraus, L., Pabst, A., Piontek, D. (2013). Problembewusstsein und Inanspruchnahme von Hilfe bei substanzbezogenen Problemen. SUCHT.
Deutsche Hauptstelle für Suchtfragen. (2018). DHS Jahrbuch Sucht 2018. Lengerich: Pabst Science Publishers.
Drogenbeauftragte der Bundesregierung, BMG, BÄK, DGPPN. (2017). S3-Leitlinie Methamphetamin-bezogene Störungen: Springer.
Dürsteler-MacFarland, K. M., Prica, M., Vogel, M. (2013). Psychotherapeutische Herausforderungen in der Behandlung von Substanzstörungen: alte und neue Erkenntnisse unter Berücksichtigung psychischer Komorbidität. Abhängigkeiten, 19, 60-84.
Dutra, L., Stathopoulou, G., Basden, S. L., Leyro, T. M., Powers, M. B., Otto, M. W. (2008). A meta-analytic review of psychosocial interventions for substance use disorders. Am J Psychiatry, 165(2), 179-187.
Ehrenreich, H., Krampe, H. J. Z.-Z. f. A. (2003). Über den sozialpolitischen Umgang mit innovativen ambulanten Therapiekonzepten am Beispiel von ALITA-Behandeln oder nicht behandeln-das ist keine Frage! , 79(12), 613-617.
Euler, S., Sollberger, D., Bader, K., Lang, U. E., Walter, M. (2015). [A Systematic Review of Personality Disorders and Addiction: Epidemiology, Course and Treatment]. Fortschr Neurol Psychiatr, 83(10), 544-554.
Everitt, B. J., Robbins, T. W. (2016). Drug Addiction: Updating Actions to Habits to Compulsions Ten Years On. Annu Rev Psychol, 67, 23-50.
Gilchrist, G., Swan, D., Widyaratna, K., Marquez-Arrico, J. E., Hughes, E., Mdege, N. D., Martyn-St James, M. ,Tirado-Munoz, J. (2017). A Systematic Review and Meta-analysis of Psychosocial Interventions to Reduce Drug and Sexual Blood Borne Virus Risk Behaviours Among People Who Inject Drugs. AIDS Behav, 21 (7), 1791-1811.
Gutwinski, S., Bald, L. K., Gallinat, J., Heinz, A., Bermpohl, F. (2014). Why do patients stay in opioid maintenance treatment? Subst Use Misuse, 49(6), 694 699.

Guydish, J., Passalacqua, E., Pagano, A., Martinez, C., Le, T., Chun, J., Tajima, B., Docto, L., Garina, D. ,Delucchi, K. (2016). An international systematic review of smoking prevalence in addiction treatment. Addiction, 111(2), 220-230.

Heinz, A. ,Batra, A. (2003). Neurobiologie der Alkohol-und Nikotinabhängigkeit. Stuttgart: Kohlhammer.

Heinz, A., Batra, A., Scherbaum, N., Gouzoulis-Mayfrank, E. (2013). Neurobiologie der Abhängigkeit. Grundlagen und Konsequenzen für Diagnose und Therapie von Suchterkrankungen. Stuttgart: Kohlhammer.

Herpertz, S., Casper, F., Lieb, K. (2017). Psychotherapie. Funktions-und störungsorientiertes Vorgehen. München: Elsevier.

Jacobi, F., Hofler, M., Strehle, J., Mack, S., Gerschler, A., Scholl, L., Busch, M. A., Maske, U., Hapke, U., Gaebel, W., Maier, W., Wagner, M., Zielasek, J., Wittchen, H. U. (2014). [Mental disorders in the general population : Study on the health of adults in Germany and the additional module mental health (DEGS1-MH)]. Nervenarzt, 85(1), 77-87.

Jacobsen, L. K., Southwick, S. M., Kosten, T. R. (2001). Substance use disorders in patients with posttraumatic stress disorder: a review of the literature. Am J Psychiatry, 158(8), 1184-1190.

John, U., Hanke. (2018). Alkohol. In D. H. f. Suchtfragen (Hrsg.), DHS Jahrbuch Sucht 2018. Lengerich: Pabst Science Publishers.

Just, J., Mucke, M., Bleckwenn, M. (2016). Dependence on Prescription Opioids. Dtsch Arztebl Int, 113(13), 213-220.

Kakoschke, N., Kemps, E., Tiggemann, M. J. A. B. (2017). Approach bias modification training and consumption: A review of the literature. 64, 21-28.

Kraus, L., Pabst, A., Gomes de Matos, E., Piontek, D. (2014). Kurzbericht Epidemiologischer Suchtsurvey 2012 Tabellenband: Prävalenz des Konsums illegaler Drogen, multipler Drogenerfahrung und drogenbezogener Störungen nach Geschlecht und Alter im Jahr. IFT Institut für Therapieforschung.

Kraus, L., Piontek, D., Atzendorf, J., de Matos, E. G. (2016). Zeitliche Entwicklungen im Substanzkonsum in der deutschen Allgemeinbevölkerung. SUCHT.

Kraus, L., Seitz, N., Schulte, B., Cremer-Schaeffer, P., Braun, B., Gomes de Matos, E. , Pfeiffer-Gerschel, T. (2018). Schätzung Opioidabhängiger in Deutschland Institut für Therapieforschung.

Lieb, K., Frauenknecht, S., Brunnhuber, S., Wewetzer, C. (2012). Intensivkurs Psychiatrie und Psychotherapie: Urban & Fischer München.

Lim, S. S., Vos, T., Flaxman, A. D., Danaei, G., Shibuya, K., Adair-Rohani, H., AlMazroa, M. A., Amann, M., Anderson, H. R., Andrews, K. G. J. T. l. (2012). A comparative risk assessment of burden of disease and injury attributable to 67 risk factors and risk factor clusters in 21 regions, 1990–2010: a systematic analysis for the Global Burden of Disease Study 2010. 380(9859), 2224-2260.

Livingston, J. D., Milne, T., Fang, M. L., Amari, E. (2012). The effectiveness of interventions for reducing stigma related to substance use disorders: a systematic review. Addiction, 107(1), 39-50.

Loeber, S., Kiefer, F., Wagner, F., Mann, K., Croissant, B. (2009). Behandlungserfolg nach Qualifiziertem Alkoholentzug: Welchen Einfluss haben motivationale Interventionen? Eine Vergleichsstudie. Nervenarzt, 80, 1085-1092.

Majic, T., Gouzoulis-Mayfrank, E., Schaub, M. (2019). Halluzinogene. In Suchtmedizin (S. 223-235): Urban&Fischer.

Mann, K. (2002a). Neue Therapieansätze bei Alkoholproblemen: Pabst Science Publishers, Lengerich.

Mann, K. F. (2002b). Neue ärztliche Aufgaben bei Alkoholproblemen. Deutsches Ärzteblatt, 99(10), 632-644.

Marconi, A., Di Forti, M., Lewis, C. M., Murray, R. M., Vassos, E. (2016). Meta-analysis of the Association Between the Level of Cannabis Use and Risk of Psychosis. Schizophr Bull, 42(5), 1262-1269.

Marlatt, G. A., Donovan, D. M. (2005). Relapse prevention: Maintenance strategies in the treatment of addictive behaviors: Guilford press.

Marlatt, G. A., George, W. H. (1984). Relapse Prevention: Introduction and Overview of the Model. British Journal of Addiction, 79(4), 261-273.

Matos, E. G. d., Atzendorf, J., Kraus, L., Piontek, D. (2016). Substanzkonsum in der Allgemeinbevölkerung in Deutschland: Ergebnisse des Epidemiologischen Suchtsurveys 2015. SUCHT, 62(5), 271-281.

Messer, S. B., Wampold, B. E. (2002). Let's face facts: Common factors are more potent than specific therapy ingredients. Clinical psychology: Science practice, 9 (1), 21-25.

Orth, B. (2016a). Die Drogenaffinität Jugendlicher in der Bundesrepublik Deutschland 2015. Forschungsbericht BZgA.

Orth, B., Merkel, C. (2016). Der Cannabiskonsum Jugendlicher und junger Erwachsener in Deutschland - Ergebnisse des Alkoholsurveys 2016 und Trends. BZgA Forschungsbericht.

Orth, B. (2016b). Die Drogenaffinität Jugendlicher in der Bundesrepublik Deutschland 2015. Rauchen, Alkoholkonsum und Konsum illegaler Drogen: aktuelle Verbreitung und Trends. BZgA-Forschungsbericht. Köln: Bundeszentrale für gesundheitliche Aufklärung.

Pabst, A., Kraus, L., Matos, E. G. d., Piontek, D. (2013). Substanzkonsum und substanzbezogene Störungen in Deutschland im Jahr 2012. Sucht, 59(6), 321-331.

Penka, S., Heimann, H., Heinz, A., Schouler-Ocak, M. J. E. P. (2008). Explanatory models of addictive behaviour among native German, Russian-German, and Turkish youth. 23, 36-42.

Penka, S., Gutwinski, S., Heinz, A. (2018). Abhängigkeit und Sucht. In W. Machleidt, S. Kluge, M. Sieberer ,A. Heinz (Hrsg.), Praxis der Interkulturellen Psychiatrie und Psychotherapie. München: Urban & Fischer Verlag/Elsevier GmbH

Piontek, D., Kraus, L., de Matos, E. G., Atzendorf, J. (2016). Der Epidemiologische Suchtsurvey 2015. SUCHT.

Piontek, D., Kraus, L., Matos, E. G. d., Pabst, A. (2013). Komorbide Substanzstörungen in der erwachsenen Allgemeinbevölkerung. SUCHT, 59(6), 347-354.

Prochaska, J. O., DiClemente, C. C. (1982). Stages and processes of self-change of smoking: toward an integrative model of change. Journal of consulting clinical psychology, 51(3), 390.

Shulgin, A. T., Shulgin, A. (1995). PIHKAL: a chemical love story: Transform Press Berkeley, CA.

Tiffany, S. T., Carter, B. L. (1998). Is craving the source of compulsive drug use? J Psychopharmacol, 12(1), 23-30.

Tsai, G., Gastfriend, D. R., Coyle, J. T. (1995). The glutamatergic basis of human alcoholism. The American journal of psychiatry, 152(3), 332.

Van den Brink, W. (2012). Evidence-based pharmacological treatment of substance use disorders and pathological gambling. Current drug abuse reviews, 5(1), 3-31.

Verdejo-Garcia, A., Alcazar-Corcoles, M. A., Albein-Urios, N. (2018). Neuropsychological Interventions for Decision-Making in Addiction: a Systematic Review. Neuropsychol Rev.

Walter, M., Dursteler, K. M., Petitjean, S. A., Wiesbeck, G. A., Euler, S., Sollberger, D., Lang, U. E., Vogel, M. (2015). [Psychosocial Treatment of Addictive Disorders–An Overview of Psychotherapeutic Options and their Efficacy]. Fortschr Neurol Psychiatr, 83(4), 201-210.

Wieland, D. M., Halter, M. J., Levine, C. (2012). Bath salts: they are not what you think. Journal of psychosocial nursing and mental health services, 50(2), 17-21.

Winstock, A., Mitcheson, L., Ramsey, J., Davies, S., Puchnarewicz, M., Marsden, J. (2011). Mephedrone: use, subjective effects and health risks. Addiction, 106(11), 1991-1996.

Zadeh, M. D., Damavandi, A. J. J. P.-S., Sciences, B. (2010). The incidence of personality disorders among substance dependents and non-addicted psychiatric clients. 5, 781-784.

Zikos, E., Gill, K. J., Charney, D. A. (2010). Personality disorders among alcoholic outpatients: prevalence and course in treatment. The Canadian Journal of Psychiatry, 55(2), 65-73.

## 4.2 Das schweizerische System ambulanter Maßnahmen als Alternative zum geschlossenen Vollzug gemäß § 64 StGB

*Friederike Höfer, Carlo Caflisch, Marcus Herdener, Elmar Habermeyer*

### 4.2.1 Das Schweizer Maßnahmensystem

Gemäß Schweizer Strafgesetzbuch können für psychisch kranke Straftäter anstelle oder zusätzlich zu einer Strafe therapeutische Maßnahmen oder Weisungen angeordnet werden. Dabei hat eine Verhältnismäßigkeitsabwägung zwischen dem Behandlungsbedürfnis des Täters und Sicherheitsbedürfnissen der Öffentlichkeit zu erfolgen. Das Schweizerische Strafrecht kennt verschiedene Maßnahmen, darunter die stationäre Behandlung von schweren psychischen Störungen nach Art. 59 StGB, die vergleichbar ist mit dem deutschen Maßregelvollzug nach § 63StGB, in der Schweiz aber nicht nur in Kliniken, sondern auch in sogenannten Maßnahmezentren, zum Teil auch innerhalb von Vollzugseinrichtungen vollzogen wird. Steht eine Abhängigkeitserkankung im Vordergrund, kann eine stationäre Suchtbehandlung nach Art. 60 StGB angeordnet werden, hierzu existieren jedoch keine spezifischen Behandlungseinrichtungen analog den deutschen Entzugs- bzw. Entwöhnungskliniken nach § 64 StGB. Für junge Erwachsene kommen in der Schweiz Maßnahmen nach Art. 61 StGB in Frage. Hier stehen – vor dem Hintergrund der Unreife der Persönlichkeit jugendlicher Straftäter – pädagogische Strategien und die berufliche Förderung im Vordergrund. Außerdem kann bei schweren psychischen Störungen oder einer Abhängigkeit von Suchtstoffen oder einer anderen Abhängigkeit eine ambulante Behandlung nach Art. 63 StGB angeordnet werden, wobei diese auch vollzugsbegleitend erfolgen kann.

Alternativ kann nach Art. 94 StGB eine Weisung zur ambulanten ärztlichen oder psychologischen Betreuung erteilt werden. Diese Dopplung erklärt sich aus der historischen Entwicklung des Schweizerischen Strafgesetzbuches, in dem die Möglichkeit ambulanter Therapien nach Art. 63

StGB erst mit der Revision des StGB im Jahr 1972 eingeführt wurde (Bundesrat 1972). Maßgeblich für den Entscheid stationär versus ambulant ist einerseits die Schwere der psychischen Störung des Straftäters bzw. die Intensität der erforderlichen Behandlung, andererseits sein Risikopotential. Stets ist außerdem das Prinzip der Verhältnismäßigkeit zu beachten und eine geeignete Institution muss zur Verfügung stehen.

Das Maßnahmensystem der Schweiz ist aufgrund der kantonalen Diversität der Schweiz, die zu (zumindest theoretisch) 26 unterschiedlichen Ausgestaltungsspielräumen des Maßnahmenwesens führt, ausgesprochen heterogen. Daher ist es wichtig zu betonen, dass die unter Kapitel 7.2 ff. gemachten Ausführungen sich vorwiegend auf die Verhältnisse im Kanton Zürich beziehen und keine Allgemeingültigkeit für die Schweiz beanspruchen können (▶ Kap. 4.2.2–4.2.4). Praktisch haben sich die Schweizer Kantone im Sinne einer möglichst einheitlichen Auffassung und Handhabung wichtiger Themen in den Jahren 1956–1963 zu drei regionalen Strafvollzugskonkordaten zusammengeschlossen (Konkordat der Lateinischen Schweiz, Konkordat der Nordwest- und Innerschweiz, Ostschweizer Konkordat), wobei dennoch divergierende Handhabungen – auch innerhalb desselben Konkordats – bestehen. Im Vergleich zu Deutschland existieren nur wenige spezialisierte forensisch-psychiatrische, insbesondere stationäre Behandlungseinrichtungen (Horber 2010, S. 45). Dass dies nicht zwangsläufig von Nachteil ist, sollen die anschließenden Ausführungen darstellen.

### Die stationäre Suchtbehandlung nach Art. 60 StGB

Ist ein Täter[106] von Suchtstoffen oder in anderer Weise abhängig, so kann das Gericht eine maximal dreijährige stationäre Behandlung anordnen, wenn er eine Tat verübt hat, die mit seinem Zustand in Zusammenhang stand und zu erwarten ist, dass sich dadurch der Gefahr weiterer mit dem Zustand des Täters in Zusammenhang stehender Taten begegnen lässt.

---

106 *In der folgenden Arbeit wird aus Gründen der besseren Lesbarkeit ausschließlich die männliche Form verwendet. Sie bezieht sich auf Personen beiderlei Geschlechts.*

## 4.2 Das schweizerische System ambulanter Maßnahmen

Dabei wird der Behandlungsbereitschaft des Täters Rechnung getragen. Die Behandlung erfolgt in einer spezialisierten Einrichtung oder in einer psychiatrischen Klinik.

Der Schweizer Ansatz zur Behandlung von Patienten mit einer Abhängigkeit von Suchtstoffen unterscheidet sich von der Handhabung in Deutschland, da keine geschlossenen forensischen Maßregelvollzugskliniken in der Schweiz existieren, sodass selbst die Anordnung einer stationären Suchtbehandlung nach Art. 60 StGB nicht mit einer Klinikeinweisung nach § 64 StGB (BRD) zu vergleichen ist. In Ermangelung geschlossener forensischer Suchteinrichtungen werden stationäre Suchtmaßnahmen in der Schweiz entweder in entsprechenden offen geführten Wohnheimen mit niederschwelligem Beschäftigungsangebot im Sinne einer Tagesstätte, in sogenannten Maßnahmezentren, die vergleichbar sind mit den in den 1970er Jahren in Deutschland geplanten sozialtherapeutischen Anstalten und ein tagesstrukturierendes und beruflich rehabilitatives Angebot mit begleitender Therapie anbieten, oder in offenen allgemeinpsychiatrischen Institutionen durchgeführt. Für Patienten mit Alkoholabhängigkeit kommt im Kanton Zürich für eine stationäre Suchtmaßnahme z. B. die offen geführte Forel-Klinik in Frage, die für ein vorwiegend freiwillig eintretendes Klientel über 100 Betten verfügt. Keine der genannten Einrichtungen wird, abgesehen von dem Aufnahmebereich der Maßnahmezentren, in denen Klienten in der Regel lediglich Wochen bis wenige Monate verbleiben, geschlossen geführt. Ohnehin befanden sich im Jahr 2016 nur 110, 2017 noch 102 Klienten in einer stationären Suchtmaßnahme nach Artikel 60 StGB (Bundesamt für Statistik 2017). Deren nachlassende Bedeutung spiegelt sich auch in der rückläufigen Anzahl von Einweisungen wider, die 2016 noch 52, 2017 nur 17 Personen (Bundesamt für Statistik 2017) betraf. Stattdessen kommt in der Schweiz der *ambulanten* Behandlung von psychisch kranken Straftätern mit Abhängigkeitserkrankungen eine entscheidende Rolle zu.

### Die ambulante Maßnahme nach Art. 63 StGB

Ist ein Täter psychisch schwer gestört oder von Suchtstoffen oder in anderer Weise abhängig, so kann das Gericht anordnen, dass er ambulant behandelt wird, wenn er eine Tat verübt hat, die mit seinem Zustand in Zusammenhang stand und zu erwarten ist, durch eine ambulante Behandlung lasse sich der Gefahr weiterer mit dem Zustand des Täters in Zusammenhang stehender Taten begegnen. Die Maßnahme kann vollzugsbegleitend durchgeführt werden, wobei dabei im Rahmen der Freiheitsstrafe einzel- und gruppentherapeutische Angebote genutzt werden können. Das Gericht kann den Vollzug einer zugleich ausgesprochenen unbedingten Freiheitsstrafe aber auch zu Gunsten einer ambulanten Behandlung aufschieben, für die Dauer der Behandlung Bewährungshilfe anordnen und begleitende Auflagen, wie regelmäßige Drogentests oder Medikamentenspiegelkontrollen, erteilen.

Für die ambulante Behandlung gelten grundsätzlich dieselben Voraussetzungen, wie für eine stationäre Maßnahme (Heer 2014, S. 24): Aus dem Zustand des Straftäters muss sich eine Sozialgefährlichkeit ergeben, die sich in der Anlasstat niedergeschlagen hat und die Gefahr weiterer Straftaten birgt (Heer 2014, S. 18), wobei die Frage der Gefährlichkeit vom Gericht anhand der Schwere möglicher Delikte und ihrer Eintretenswahrscheinlichkeit (Art. 56 Abs. 2 StGB) beurteilt wird.

Ob die Maßnahme haftbegleitend oder alternativ zu einer bedingten Haftstrafe mit Strafaufschub vollzogen wird, hängt davon ab, ob der Täter als »ungefährlich« eingestuft wird, was durch ein forensisch psychiatrisches Sachverständigengutachten beurteilt wird (Heer 2014, S. 41). »Ungefährlich« bedeutet hier, dass kurzfristig keine hinreichende Wahrscheinlichkeit von Gewaltverbrechen ersichtlich ist und dass ein langfristiges Gefährdungspotential mittels der ambulanten Behandlung kontrolliert bzw. verhindert werden kann (Rehberg 1977, S. 164). Außerdem muss die Maßnahme vordringlich und ihr Erfolg durch einen Freiheitsentzug ernstlich gefährdet sein (BGE 101 IV).

Die zuständige Behörde kann verfügen, dass der Täter vorübergehend für maximal zwei Monate stationär behandelt wird, wenn dies zur Einleitung der ambulanten Behandlung geboten ist. Die ambulante Behandlung wird aufgehoben, wenn sie erfolgreich abgeschlossen wurde, ihre Fortführung als aussichtslos erscheint oder die gesetzliche Höchstdauer von fünf Jahren erreicht ist. Kann die ambulante Behandlung erfolgreich abgeschlossen werden, wird die aufgeschobene Freiheitsstrafe nicht mehr vollzogen. Bei Abbruch der ambulanten Behandlung wegen Aussichtslosigkeit oder Erfolglosigkeit wird die aufgeschobene Freiheitsstrafe vollzogen.

Die Behandlung von Straftätern, die von Suchtstoffen abhängig sind, erfolgt in Anwendung des Art. 63 StGB in der Schweiz mehrheitlich entweder begleitend zur Haftstrafe in einer Justizvollzugsanstalt oder in einem ambulanten Setting unter Aufschub der Haftstrafe, wobei diese bei erfolgreichem Abschluss später nicht vollzogen wird. Den oben genannten 17 Patienten, die 2017 in einer stationären Suchtmaßnahme nach Art. 63 StGB eingewiesen wurden, stehen 240 Anordnungen einer ambulanten Maßnahme nach Art. 63 StGB gegenüber (Bundesamt für Statistik 2017), wobei diese Zahl auch ambulante Interventionen betrifft, die andere Störungsbilder adressieren.

### Bewährungshilfe und Weisungen

Zusätzlich zu oder anstelle von einer Maßnahme nach Art. 63 StGB kann das Gericht nach Art. 93 StGB Bewährungshilfe anordnen, um betreute Personen vor Rückfälligkeit zu bewahren und sie sozial zu integrieren. Dann leisten die Bewährungs- und Vollzugsdienste die hierfür erforderliche Sozial- und Fachhilfe.

In der Probezeit können die Gerichte dem Verurteilten nach Art. 94 StGB außerdem Weisungen erteilen, die die Berufsausübung, den Aufenthalt, das Führen eines Fahrzeugs oder ärztliche bzw. psychotherapeutische Betreuung betreffen (Ranzoni 2018, S. 77). Der 94er-Artikel findet in der Praxis beispielsweise Anwendung, um Patienten, die sich bereits in einer ärztlichen Behandlung befinden, an die Fortführung dieser Behandlung zu binden. Art. 95 Abs. 4 und 5 StGB sehen für den Fall der Missachtung der Weisung allerdings nur marginale Reaktionsmöglichkeiten vor, wie die der Verlängerung der Probezeit um höchstens die Hälfte der ausgesprochenen Dauer (Schneider und Garré 2013, S. 17). Die zwangsweise Durchsetzung der Weisung, zum Beispiel eine Zuführung zum Arzt, ist gesetzlich nicht vorgesehen (Lüthy 1948, S. 74). Falls sich die Rückfallprognose verschlechtert, kann als ultima ratio die bedingte Strafaussetzung widerrufen werden, wobei von dieser Möglichkeit in der Praxis nur sehr zurückhaltend Gebrauch gemacht wird.

## 4.2.2 Drogenpolitik und Suchtbehandlung in der Schweiz

Dass es in der Schweiz keine analogen Einrichtungen zur deutschen Maßregelklinik nach § 64 StGB gibt, ist kein Zufall. Vielmehr ist die große Zurückhaltung gegenüber geschlossen geführten stationären Behandlungsplätzen für Menschen mit Substanzstörung eine Reaktion auf die historische Entwicklung der Drogenproblematik der 1970er, 1980er und 1990er Jahre. Anfang der Siebzigerjahre tauchte erstmals Heroin in Zürich auf, 1972 wurde das erste Todesopfer im Zusammenhang mit Drogen dokumentiert. Obwohl 1975 der Drogenhandel und -konsum unter Strafe gestellt wurde, wuchs trotz polizeilicher Repressionen zwischen 1982–1986 die Gruppe Opiodabhängiger in der Schweiz stetig an. Die Entwicklung mündete 1986 in der Etablierung einer offenen Drogenszene. In den frühen 1990er Jahren verkehrten über 3000 intravenös Konsumierende in der größten offenen Heroinszene Europas; zunächst an der »Riviera«, direkt an der Limmat und später am Platzspitz, einem Park am Landesmuseum Zürich, international bekannt als sogenannter »Needlepark«. Die Ausbreitung des Heroinkonsums zog konsekutiv eine HIV- und Hepatitis-Epidemie nach sich.

Obwohl es bereits in den 1970er Jahren am »Burghölzli«, der heutigen Psychiatrischen Universitätsklinik Zürich, einen sozialpsychiatrischen Dienst (Drop In) gab (Güller-Mosimann 2018), der – wenn auch unter komplizierten Rahmenbedingungen – eine methadongestützte Behandlung anbot, war der politische Umgang mit der Situation zunächst repressiv. So erließ der Zürcher Kantonsarzt 1985 die Weisung, kein sauberes Spritzenmaterial an Konsumenten abzugeben. Im Februar 1992 kam es zu einer polizeilichen Räumung des Platzspitzareals. Als reine Polizeiaktion ohne eine parallele Etablierung sozialer und medizinischer Strukturen führte diese Maßnahme lediglich zur Verlagerung der offenen Drogenszene in das Wohnquartier Langstrasse und schließlich auf das Areal des stillgelegten Bahnhofs Letten – der »Needlepark« wiederholte sich 1992–1995, in noch drastischerer Ausprägung. Allein 1992 starben in der Schweiz 419 Personen an den Folgen des Drogenkonsums.

Die prekäre Situation führte ab den 1990er Jahren zu einem Umdenken in Stadt- und Gemeinderäten. Der Zürcher Stadtrat verabschiedete in diesem Kontext drogenpolitische Grundsätze, die neben Repression,

## 4.2 Das schweizerische System ambulanter Maßnahmen

Prävention und Therapie neu die »Überlebenshilfe« als vierte Säule in der Drogenpolitik institutionalisieren sollte. 1992 bewilligte der Bund versuchsweise die ärztlich kontrollierte Abgabe von Heroin. Möglichkeiten zum Nadelaustausch wurden ebenso wie »Fixerstuben«, sog. Kontakt- und Anlaufstellen (K&As) mit medizinischem Personal, und Methadon-Programme bzw. Heroinabgabe-Programme eingeführt.

Nachdem es in der Drogenpolitik zu einer Kehrtwende von Repression zu Therapie und Überlebenshilfe gekommen war, etablierten sich in Zürich ab den 1990er Jahren neben dem »Drop In« weitere institutionelle Suchthilfeangebote. Am 30.11.1991 gründeten Ärzte die Arbeitsgemeinschaft für risikoarmen Umgang mit Drogen (ARUD) (arud.ch). 1992 begann die ARUD trotz erheblicher behördlicher Einschränkungen mit der ersten heroingestützen Behandlung der Schweiz, 1996 im Rahmen eines wissenschaftlichen Forschungsprojekts mit der Heroingestützten Behandlung (HeGeBe). Neben der ARUD etablieren sich weitere Institutionen zur Behandlung von Patienten mit Abhängigkeitserkrankungen, darunter das sogenannte »Drop In«, aus dem später das Zentrum für Abhängigkeitserkrankungen (ZAE) der Psychiatrischen Universitätsklinik Zürich (pukzh.ch) wurde.

2001 wurde – neben den bisher legal verfügbaren Opioiden Methadon und dem nur unter erheblichen Auflagen verfügbaren Heroin – der Opioid-Agonist Buprenorphin (Subutex®) zur Substitution zugelassen. Dadurch konnte die Opiat-gestützte Behandlung (OGB) individueller an die zwischen Patienten stark variierende Ansprechbarkeit angepasst werden. Später wurde das Repertoire um Morphin (Sevre-Long®) erweitert, das zuvor nur in der Schmerztherapie zum Einsatz gekommen war (Nordt et al. 2019, S. 103).

Neben der ursprünglichen Ausrichtung an Opioidabhängigen beschäftigte sich die Präventionsarbeit in Zürich und der Schweiz zunehmend auch mit Alkoholabhängigkeit und anderen stoffgebundenen Süchten. So kam es zur Gründung des Fachverbands Sucht (fachverbandsucht.ch), der über 300 Fachorganisationen der Suchtprävention und Suchthilfe in der Deutschschweiz repräsentiert. Konsekutiv entstanden differenzierte Hilfsangebote, wie »Snow Control« (snowcontrol.ch) für Menschen mit Kokainabhängigkeit. Betreffs somatischer Komorbiditäten bzw. Komplikationen wurde z. B. mit dem Hepnet (arud.ch/fachbereiche/angebot-fur-zuweiser-and-fachleute/hepnet) ein regionales Netzwerk zur Bekämpfung der Hepatitis-Epidemie gegründet.

Die ordnungspolitischen, sozial- und gesundheitspolitischen Maßnahmen des sogenannten »Vier-Säulen-Modells« (Prävention, Repression, Behandlung und Schadensminderung) wurden 2008 in einer Volksabstimmung zur Teilrevision des Gesetztes über die Betäubungsmittel (BetmG) vom Schweizer Stimmvolk mit großer Mehrheit angenommen und damit gesetzlich verankert. Damit wurde auch die Heroingestützte Behandlung in die Grundversicherung der Krankenkassen aufgenommen. Die liberale und humanistische Grundhaltung in der Drogenpolitik hatte sich spätestens zu diesem Zeitpunkt gesellschaftlich etabliert. Der Zürcher Immunologe P. Grob, einer der ersten Ärzte, der auf dem Platzspitz Impfungen durchführte, bemerkte 2009: »Es wird wohl in der Schweiz nie mehr einen Needle-Park geben, weil Behörden, Politik und Bevölkerung erkannt haben, daß es zur Eindämmung des Drogenproblems mehr als Repression braucht« (Grob 2009, S. 25).

Passend dazu heißt es in der Drogenagenda der Stadt Zürich 2004–2010: »Sucht ist eine Konstante in der Geschichte der Menschheit [...]. Weder Verbote, noch polizeiliche Verfolgung vermochten der städtischen Gesellschaft Alkohol und Drogen auszutreiben. Verbote erwiesen sich sogar immer wieder als kontraproduktiv; sie führten zur Ausbreitung von Schwarzmärkten, bewirkten eine Zunahme der Kriminalität und verschärften das Leid der Abhängigen [...]. Damit wurde auch die Heroingestützte Behandlung in die Grundversicherung der Krankenkassen aufgenommen« (Herzig und Feller 2004).

Dass die Schweiz inzwischen über ein differenziertes Know-how und ein kantonsübergreifendes Netzwerk von Institutionen (suchtschweiz.ch) verfügt, die sich mit dem Konsum psychoaktiver Substanzen befassen, kann nicht darüber hinwegtäuschen, dass jüngste Zahlen aus epidemiologischen Untersuchungen und Abwasseranalysen nahelegen, dass in der Schweiz viel und immer mehr Kokain konsumiert wird. Auch das Microdosing von sog. NPS (New Psychoactive Substances) scheint – insbesondere durch die einfache Distribution im Internet – in der Mitte der Gesellschaft angekommen zu sein. Aktuell wird daher eine intensive Debatte um die Legalisierung von Cannabis und Kokain geführt und für den Erwerb von »Drogenmündigkeit und Drogenkompetenz« der Konsumenten plädiert.

So tritt der Präsident der Eidgenössischen Kommission für Suchtfragen (EKSF), Dr. med. Toni Berthel, dafür ein, dass »alle psychoaktiven Substanzen […] nach Maßgabe nicht nur ihres Schadens-, sondern auch ihres Nutzenpotentials reguliert werden [müssen]« (Berthel 2019).

### 4.2.3 Das Zentrum für Abhängigkeitserkrankungen der Psychiatrischen Universitätsklinik Zürich

Ein früher Akteur auf dem Feld der Behandlung Abhängiger war unter anderem das in den 1990er Jahren gegründete »Drop In«. Ärzte und langjährige Mitarbeiter des »Drop In« gehörten zu den initial am Rande der Legalität agierenden Frontarbeitern an Plattspitz und Letten, die Impfungen durchführten, Abszesse behandelten und saubere Spritzen bereitstellten. Heute gehört das »Drop In« als Ambulatorium Selnaustraße zum Zentrum für Abhängigkeitserkrankungen (ZAE) der Psychiatrischen Universitätsklinik Zürich – und versorgt mit mehr als 40 000 ärztlichen und psychologischen Konsultationen pro Jahr 1200 ambulante und etwa 100 teilstationäre Patienten mit Substanzstörungen und Dualdiagnosen.

Das Angebot umfasst heute ein Ambulatorium, zwei Spezialstationen für Patienten mit Dualdiagnosen (Akutstation, Psychotherapiestation) und eine Tagesklinik. Somit können den Patienten alle »Levels of Care« (stationär ↔ teilstationär ↔ ambulant) entsprechend ihres aktuellen Behandlungsbedarfs unter dem Dach einer Institution und mit personeller und inhaltlicher Kontinuität angeboten werden. Das Behandlungsangebot umfasst dabei die psychiatrische Grundversorgung, substitutionsgestütze Behandlung, Einzelpsychotherapie (verhaltenstherapeutisch, systemisch, psychoanalytisch), ambulante Gruppentherapie, sozialarbeiterische Unterstützung, Tagesklinik, stationäre Behandlung zu Krisenintervention oder psychotherapeutische Aufenthalte mit einem spezialisierten Angebot für Patienten mit Dualdiagnosen (z. B. Trauma-Therapie bei komorbider komplexer posttraumatischer Belastungsstörung), eine internistische Behandlungseinheit mit hausärztlicher Grundversorgung und einem Schwerpunkt für infektiologische Erkrankungen und einen – auch aufsuchenden – 24h-Notfalldienst.

Bei der Behandlung von Abhängigkeitserkrankungen kommen im ZAE verschiedene grundsätzliche Konzepte zur Anwendung, die »Harm Reduction«- und »Recovery«-Ansätze beinhalten. Komorbide Erkrankungen werden im Sinne einer integrierten Behandlung leitliniengerecht behandelt. Aufgrund der Darstellung zu den Konzepten von Harm Reduction, Recovery und Motivational Interviewing im Kapitel »Abhängigkeitserkrankungen und Suchtbehandlung in Deutschland« (▶ Kap. 4.1) werden diese Themen im vorliegenden Kapitel nicht weiter vertieft.

## Substitutionsgestütze Behandlung (SGB)

Bei der Substitutionsbehandlung (SGB) der Opioidabhängigkeit (Meili et al. 2012) geht es darum, illegal konsumierte Opioide (Heroin) durch die ärztliche Verordnung eines legalen Medikamentes mit ähnlicher Wirkung zu ersetzen (Opioidagonisten wie Methadon, Buprenorphin, orales retardiertes Morphin u. a.) und den Patienten mit somatischen, psychiatrischen, psychotherapeutischen, sozialarbeiterischen und sozialpädagogischen Maßnahmen zu begleiten. Die gesetzliche Grundlage für die Substitutionsbehandlung wurde in der Schweiz 1975 geschaffen. Die Bewilligung und Aufsicht über die substitutionsgestützte Behandlung liegt bei den Kantonen. Neben der Substitutionsbehandlung besteht in einigen Kantonen die Möglichkeit der medizinischen Verschreibung von Heroin (Diazetylmorphin). Sie ist anders geregelt und wird im Rahmen einer gesonderten Statistik erfasst.

Ziele der SGB sind eine Reduktion der Mortalität, eine Verbesserung des allgemeinen Gesundheitszustandes, eine Vorbeugung der Übertragung von Infektionskrankheiten (HIV, Hepatitis C) und eine Verbesserung der Lebensqualität. Sie stellt in der Schweiz die am häufigsten verwendete Behandlungsart im Bereich der Opioidabhängigkeit dar und wird in verschiedenen Settings von Hausärztinnen und -ärzten, spezialisierten Institutionen, psychiatrischen Diensten und Kliniken, allgemeinen Spitälern sowie Gefängnissen durchgeführt (Meili et al. 2012).

Als sicher nachgewiesene Effekte der SGB gelten neben der Reduktion der Mortalität die Verbesserung der Lebensqualität, ein längeres Verbleiben in der Behandlung verglichen mit anderen Abstinenz-orientierten, nicht pharmakologisch gestützten Herangehensweisen, die Reduktion von illegalem Opioid- und Kokainkonsum, eine Verbesserung der Morbidität (z. B.

Reduktion der HIV-Inzidenz, Therapie von HCV-Infektionen) und die Senkung der Kriminalitätsrate (Herdener et al. 2017). Außerdem hat die SGB einen günstigen Einfluss auf den Verlauf einer Schwangerschaft und die fetale Entwicklung. Neben den medizinischen und ethischen Vorteilen können die volkswirtschaftlichen Kosten um ein Mehrfaches der Behandlungskosten (Strafverfolgung/-vollzug, Gesundheitskosten, Sozialkosten) gesenkt werden.

### Behandlung der Alkoholabhängigkeit

In der international stark beachteten englischen Therapieleitlinie zur Behandlung von Alkoholabhängigkeit (NICE 2011) wurde – neben einer vollständigen Abstinenz – auch die Reduktion der Trinkmenge als zumindest intermediäres Therapieziel anerkannt. Dieser Neuerung schlossen sich die Konsensgruppe der S3-Leitlinie »Screening, Diagnose und Behandlung alkoholbezogener Störungen« der DGPPN (AWMF 2016) sowie die Deutsche Gesellschaft für Suchtforschung und Suchttherapie e.V. (AWMF 2016) an. Durch diese Haltung soll eine Senkung der Eingangsschwelle in eine Behandlung erzielt werden. In der Schweiz und insbesondere im ZAE werden die Ergebnisse der S3-LL Alkohol integriert und praxisrelevant umgesetzt.

### 4.2.4 Das Spezialangebot Ambulanter Forensischer Suchtmaßnahmen im Kanton Zürich

Einerseits sind die Möglichkeiten stationärer Suchtmaßnahmen in der Schweiz begrenzt (vgl. oben), andererseits besteht hierzulande eine große fachliche Expertise in der ambulanten Behandlung von Menschen mit Substanzstörungen (mit entsprechendem Schwerpunkttitel Psychiatrie und Psychotherapie der Abhängigkeitserkrankungen FMH [Foederatio Medicorum Helveticorum]) sowie einem Fähigkeitsausweis für Abhängigkeitserkrankungen SSAM (Schweizerische Gesellschaft für Suchtmedizin) für andere medizinische Disziplinen. Demgegenüber mangelt es den forensischen Ambulanzen zumeist an strukturellen Rahmenbedingungen, wie einer Opioidabgabe oder einer 24h-Notfallbetreuung. Eine zielführende Behandlung von Patienten mit Substanzstörung bedingt – insbesondere im Bereich schwersterkrankter Patienten mit Dualdiagnosen und Komorbiditäten – ein detailliertes Fachwissen. Die allgemeinen Leitlinien und akademische Evidenzen reichen im Einzelfall häufig nicht als Handwerkszeug für den täglichen Umgang mit Patienten mit Substanzstörung aus, da viele Leitlinien für die Praxis zu theoretisch sind. Daher bedarf es ebenso einer inhaltlichen Orientierung an einem »Musterpatienten«, wie der Beherrschung pragmatischer, praxisnaher Behandlungsstrategien im Off-Label-Bereich. Anforderungen sind dabei sowohl Kenntnisse über Medikamenteninteraktionen (beispielsweise zwischen Antipsychotika und Substitutionsmedikamenten), als auch das Management somatischer Komorbiditäten (HIV, Hepatitis, Abszesse, Malnutrition…). Eine gute Vernetzung für Platzierungen oder Anschlusslösungen bei Behandlungsabbrüchen ist ebenso essentiell wie eine zugewandte, wertfreie und nicht moralisierende Grundhaltung.

Lange bestand in der forensischen Landschaft Zürich kein spezifisch forensisches Behandlungsangebot für Suchtpatienten mit Maßnahmen nach Art. 63 StGB. In anderen Kantonen wurden 63er-Maßnahmen und Weisungsbehandlungen beispielsweise, was den Behandlungsauftrag angeht, von der Allgemeinpsychiatrie durchgeführt, während die Risikoprognostik an forensische Kollegen delegiert wurde. Aus forensisch-psychiatrischer Sicht macht eine Trennung von Behandlung und Risikoerfassung auf fallführender Ebene keinen Sinn. Vielmehr ist der notwendige »Übersetzungsprozess« zwischen suchtrelevanten Überlegungen und Risikoeinschätzung und -management aufgrund anderer Denkkonzepte fehleranfällig. Entscheidend ist nämlich, dass die Substitutionsbehandlung bei einem Pateinten nicht nur sinnvoll ist, sondern neben der Schadensminderung auch eine positive Legalprognose ermöglicht. Beide Behandlungsziele lassen sich nicht trennen.

Daher schien es aus hiesiger Sicht sinnvoll, ein Behandlungsangebot zu schaffen, das sowohl forensische als auch suchtspezifische Fragestellungen aus einer Hand bedienen kann. Deswegen wurde das Spezialangebot Ambulanter Forensischer Suchtmaßnamen der Klinik für Forensische Psychiatrie (KFP) der Psychiatrischen Universitätsklinik Zürich an einer Schnittstelle zwischen forensischer Psychiatrie und Psychiatrie der Abhängigkeitserkrankungen (ZAE) angesiedelt. Dadurch profitieren die forensisch geführten Patienten vom gesamten Angebot des Zentrums für Abhängigkeitserkrankungen. Neben einer forensisch-psychiatrischen Behandlung und forensischer Einzelpsychotherapie können die Patienten auf alle im Kapitel 7.3 beschrieben Angebote inkl. den aufsuchenden 24h-Notfalldienst zurückgreifen.

Dabei besteht eine enge Verschränkung zwischen dem ZAE und dem Ambulatorium der KFP durch gemeinsames Personal, gemeinsame Teamsitzungen und Partizipation der forensischen Mitarbeiter an der Substitutionsgestützen Behandlung, dem Drogennotfalldienst und anderen Angeboten des ZAE. In die andere Richtung profitiert das ZAE von praxisnaher forensischer Beratung und Unterstützung bei Gewaltprävention, Risikoeinschätzungen, Ausführungsgefahr von Drohungen oder zum Erwachsenenschutzrecht bis hin zur kontinuierlichen Behandlung von Patienten vor, während und nach einer gerichtlich angeordneten Maßnahme.

Konkret kann das bedeuten, dass ein Patient neben der forensischpsychiatrischen Einzeltherapie tagesstrukturierende Gruppenangebote in der Tagesklinik besucht. Seine chronische Hepatitis-C-Erkrankung wird von den hausinternen Internisten monitorisiert und behandelt. Medikamente holt er sich täglich, auch am Wochenende, am Abgabeschalter ab, weil er sonst Mühe mit dem Einteilen der Einnahme hat. Bei Krisen oder Notfällen, beispielsweise dem Erbrechen der Substitutionsmedikamente, gibt es einen 24h-Notfalldienst, der an sieben Tagen pro Woche ggf. auch aufsuchend Ersatz und Unterstützung bieten kann. Ein anderer Patient wird nach einer ambulanten Entwöhnungstherapie zu einer stationären Traumatherapie aufgenommen, wo er zusätzlich wöchentlich oder nach Bedarf von der forensischen Equipe aufgesucht wird. Bereits vor dem Austritt aus der stationären Behandlung wird eine nahtlose Aufnahme in die Tagesklinik geplant.

### Maßnahmepatienten im Kanton Zürich

Gemäß Zahlen des Schweizerischen Bundesamtes für Statistik befanden sich im Jahr 2017 333 psychisch kranke Straftäter im Kanton Zürich in einer ambulanten Maßnahme nach Art. 63 StGB (203 mit Strafaufschub,

130 ohne Strafaufschub) (Bundesamt für Statistik 2017). 28 der 39 Personen, bei denen gemäß des Amts für Justizvollzug Zürich (Kanton Zürich 2017) im Jahr 2017 eine ambulante Maßnahme mit Aufschub der Strafe angeordnet wurde, wurden in der hier beschriebenen Spezialsprechstunde betreut. Die restlichen Klienten werden teils von niedergelassenen (forensischen) Psychiatern, teils in der Allgemeinpsychiatrie oder in der ARUD behandelt.

Kriterien von Seiten der Bewährungs- und Vollzugsdiente für die Zuweisung eines Klienten in das hiesige Spezialangebot ist das Vorliegen von komorbiden Störungen, also einer anderen psychischen Erkrankung zusätzlich zur Abhängigkeitserkrankung, die Schwere des Anlassdelikts oder das Vorliegen gravierender psychosozialer Belastungen. Somit handelt es sich bei den 28 Suchtmaßnahme-Patienten des Forensischen Ambulatoriums vermutlich um eine Selektion schwer(st) erkrankter Patienten.

**Patientenmerkmale**

Seit die Arbeit im Mai 2017 unter den hier beschriebenen Rahmenbedingungen aufgenommen wurde, wurden 28 der aktuell 71 Zürcher Patienten mit ambulanten Maßnahmen bzw. Weisungen nach StGB behandelt, davon 13 Patienten mit einer Maßnahme nach Art. 63 StGB, fünf mit einer Weisung nach Art. 94 StGB und drei Patienten in einer Ersatzmaßnahme anstelle einer Inhaftierung, die auf das von der Staatsanwaltschaft beantragte Urteil eines 63er bzw. 94er-Artikels warten. Das diagnostische Spektrum betraf dabei alle Störungsbereiche, wobei die größten Gruppen Patienten mit Schizophrenieerkrankung oder Persönlichkeitsstörung und komorbider Abhängigkeitserkrankung sind.

Was die Substanzstörung angeht, konsumiert(e) die Mehrheit der Patienten mehrere psychotrope Substanzen, ohne dass eine bestimmte als führend angegebene werden kann. Eine zweite größere Gruppe bilden Patienten mit Alkoholabhängigkeit.

Das Spektrum der Anlassdelikte umfasste Verstöße gegen das BetmG, grobe Verletzung der Verkehrsregeln, Diebstahl, Raub, Hausfriedensbruch, Sachbeschädigung, einfache und schwere Körperverletzung, Konsum illegaler Pornografie, sexuelle Nötigung, Exhibitionismus und schwere

Drohung bzw. Gewalt gegen Behörden. 22 der 28 Patienten waren (mehrfach) vorbestraft. 12 Patienten wurden mehrere Anlassdelikte zur Last gelegt. Bei allen Patienten war die Substanzstörung in das Anlassdelikt involviert, wobei die Mehrheit der Klienten als vermindert schuldfähig beurteilt wurde.

### Drogendelinquenz

Im Bereich der ambulanten Suchtmaßnahme spielt neben der allgemeinen Delinquenz die polytrope Drogendelinquenz eine besondere Rolle. Zu unterscheiden sind hier Versorgungs- und Folgedelinquenz. Während unter Folgedelinquenz unmittelbare (Aggressions- und Straßenverkehrsdelikte) und mittelbare Delikte (Betteln, Prostitution) gemeint sind, erklärt sich die Versorgungsdelinquenz als sog. Verschaffungs- (organisierter Drogenhandel und Schmuggel) und Beschaffungsdelinquenz (Diebstähle, Dealerei).

Bei etwa einem Drittel der aktuell behandelnden Klienten der Suchtmaßnahme spielt die Drogendelinquenz eine Rolle. Diese wird durch die Behandlung der Abhängigkeitserkrankung mittelbar und durch deliktbezogene Interventionen unmittelbar angegangen.

Neben der klassischen »Gassen-Beschaffungskriminalität« kamen außerdem vermehrt Delikte im Bereich der sogenannten Cryptomärkte des Darknets (digitalen Marktplätzen für illegale Drogengeschäfte) vor.

### Inhaltliche Konzepte und therapeutische Ansätze zur Deliktprävention

Das deliktpräventive Behandlungssetting sieht individuell abgestimmte Maßnahmen vor, die mindestens ein Einzelgespräch von 50 min./Woche beinhalten. Je nach Bedarf erfolgt eine telefonische Erinnerung oder ein Reminder per SMS an den Termin einen Tag und/oder 60 min. vor dem Termin. Die medikamentöse Behandlung kann von einer täglichen Abgabe am Schalter der Einrichtung über das Richten von Tages- bzw. Wochendosetten bis hin zum Ausstellen von Rezepten individuell an die Bedürfnisse des Patienten angepasst und regelmäßig verändert werden. Darüber hinaus ist eine Einbettung in die gruppentherapeutische Wochenstruktur in der Tagesklinik und die Einnahme einer Mittagsmahlzeit möglich. Im Bedarfsfall finden aufsuchende Kontakte zu Hause oder in der Wohneinrichtung statt, auch die Begleitung von stationären Aufenthalten ist möglich, um eine nahtlose und kontinuierliche Behandlung der Patienten zu garantieren. Neben sozialarbeiterischer Unterstützung bei Wohnen und Arbeiten besteht eine enge Zusammenarbeit mit verschiedenen Wohneinrichtungen. Zusätzlich besteht ein 24h-Notfalldienst, der auch über Ferien und Feiertage hinweg eine 365 Tage bestehende Ansprechbarkeit bietet. So kommt es kaum zu Versorgungslücken und Patienten können zeitnah und unkompliziert gemäß der aktuellen psychopathologischen Situation aufgefangen werden.

Die ambulante Deliktprävention folgt einem pragmatischen, an den individuellen Bedürfnissen aber auch Ressourcen der Patienten und dem Störungsbild orientierten, Ansatz. Übergeordnet wird mit allen Klienten daran gearbeitet, die Wahrscheinlichkeit einer Deliktbegehung zu reduzieren bzw. die Begehung weiterer Straftaten zu verhindern. Dabei fließen alle verfügbaren Informationen (wie Urteil, Strafregisterauszug, Gutachten, Krankengeschichte) in das Fallmanagement ein. Die Behandlung der deliktrelevanten Störung bildet auf der Grundlage der Etablierung einer intrinsischen Behandlungsmotivation die Basis jeder Deliktprävention, insbesondere, wenn das Anlassdelikt psychotisch motiviert war. In vielen Fällen ist eine Deliktfokussierung oder eine standardmäßige Arbeit an den unmittelbaren Umständen des Delikts nicht möglich. Eine deliktorientierte Therapie (Rossegger et al. 2012, S. 135) ist bei sehr schwer gestörten Patienten mit schizophrenieformen Störungen weder notwendig noch zielführend umsetzbar. Bei anderen Patienten kann aber das Delikt adressiert werden. In allen Fällen wird in der Psychotherapie jedoch am (an den) Anlassdelikt(en) gearbeitet, indem deliktrelevante Problembereiche Eingang in die Therapie finden, seien das die Identifikation und Bearbeitung sexueller Hoch-Risiko-Phantasien oder die Analyse verzerrter Kognitionen. Daneben wird an der Verminderung risikorelevanter Aspekte beispielsweise durch den Aufbau von Kompensationsmöglichkeiten gearbeitet. Standardmäßig erfolgt bei allen Patienten ein Risk-Assessment unter Verwendung verschiedener Risikoinstrumente, zumeist mit dem HCR-20 (Assessing Risk for Violence) (Webster et al. 1997).

## Behandlungsziele

Je nach Behandlungsabschnitt stehen dabei verschiedene Ziele im Vordergrund, wobei die erste Behandlungsphase in der Regel die körperliche Entgiftung, medikamentöse Behandlung und aktive Motivationsförderung umfasst. Danach kann eine Entwöhnungsbehandlung oder eine Substitutionsbehandlung beginnen. Wenn eine stabile Wohnform und eine geeignete Tagesstruktur etabliert wurde, stehen mit den Konzepten »Nachreifung« und »Schadensminderung« Themen an, die das Erlernen prosozialer Fertigkeiten ebenso umfassen, wie den Erwerb von Stresstoleranz, moralischer Urteilsfähigkeit, Empathiefähigkeit etc. Die erzielten Schritte spiegeln sich in Bereichen wie Antrieb, Motivation, Belastbarkeit, Konzentration, Aufmerksamkeit, Reaktionsvermögen, Kreativität, Zuverlässigkeit, Durchhaltefähigkeit, Arbeitstempo und Umgangston wider.

Im Wesentlichen dreht sich jede Maßnahme – neben der Behandlung der Grunderkrankung des Patienten – um Offenheit und Transparenz bezüglich seiner Straftaten, die Verbesserung der Steuerungsfähigkeit zur Erhöhung der Selbstkontrolle, das Auflösen kognitiver Verzerrungen, (Beschönigungen, Bagatellisierungen, Verdrängung), Wachsamkeit für tatrelevante Aspekte, Kontrolle und Veränderung tatrelevanter Fantasien, Perspektivwechsel, Selbstverantwortung und Training sozialer Kompetenzen.

Schließlich besteht über das Ende der juristischen Maßnahme hinaus das Angebot einer störungsspezifischen Nachsorge.

## Therapieverfahren

Die psychiatrische Behandlung orientiert sich an den störungsspezifischen Leitlinien und ist kognitiv-verhaltenstherapeutisch ausgerichtet. Teilweise kommen manualisierte Verfahren zum Einsatz, darunter die für forensische Settings adaptierte dialektisch-behaviorale Therapie nach Marsha Linehan [DBT-F] (Oermann et al. 2008, S. 201) und die Transference-Focused Psychotherapy [TFP] (Clarkin und Kernberg 2015). Ein wesentlicher Baustein jeder Behandlung ist das Motivational Interviewing [MI] (Miller und Rollnick 1991), das auf den Grundkonzepten 1) Empathie ausdrücken, 2) Diskrepanz entwickeln, 3) Bestätigen und 4) Fördern der Selbstwirksamkeit beruht. Dabei werden immer wieder dieselben Strategien angewendet, die auf dem Stellen offener Fragen, aktivem Zuhören, Umlenken von Widerstand, Zusammenfassen und dem Hervorrufen selbstmotivierender Aussagen (Change-Talk) basieren.

## Monitoring

Während der Behandlung werden verschiedenen Parameter regelmäßig standardmäßig monitorisiert. Neben der Überprüfung des psychopathologischen Befunds hinsichtlich der aktuellen Stabilität des Patienten wird die Medikamenteneinnahme per Blutspiegel und der Substanzkonsum per Blut- bzw. Urinanalysen und/oder Haarproben erfasst. Jederzeit können unangekündigte zusätzliche Kontrollen erfolgen. Deliktrelevantes Problemverhalten wird per Selbstauskunft und Strafregisterauszügen über die Bewährungs- und Vollzugsdienste registriert. Daneben hat sich die »theoretische UP« als – übrigens sehr kostengünstige – und motivational positiv besetzte Maßnahme bewährt. Dabei gibt der Patient selber an, auf welche Substanzen eine aktuelle Urinprobe positiv wäre – gibt der Patient Beikonsum an, besteht kein Anlass, an den Angaben zu zweifeln, verneint der Klient Konsum und das Ergebnis wird in einer späteren Blut- oder Haaranalyse bestätigt, fördert dies den Vertrauensaufbau.

## Zusammenarbeit mit den Bewährungs- und Vollzugsdiensten (BVD)

Der Vollzug und die Umsetzung der gerichtlich angeordneten Maßnahmen wird von den Bewährungs- und Vollzugsdiensten koordiniert und beaufsichtigt. Jeder Klient wird von einem(r) Fallverantwortlichen betreut, wobei der Umfang von monitorisierendem Fallmanagement bis zu Bewährungshilfe reichen kann. Den Fallverantwortlichen kommt für die inhaltliche Ausgestaltung der Maßnahme von Beginn an eine erhebliche Rolle zu, denn sie wählen nach Maßgabe der juristischen Rahmenbedingungen die Institution bzw. den forensischen Behandlungsplatz aus, gestalten die Behandlungsvereinbarung mit flankierenden Maßnahmen wie Abstinenzauflagen, Meldepflichten, Reisefreiheit und Anforderungen an die Wohn- und Freizeitstruktur. Bei den Zürcher Behörden ist die/der

## 4.2 Das schweizerische System ambulanter Maßnahmen

Fallverantwortliche außerdem der Ort, an dem alle Informationen zusammenlaufen und die Zusammenarbeit im Helfernetz mit dem (forensischen) Psychiater, Beiständen, Wohneinrichtungen und Vertretern der tagesstrukturierenden Einrichtung (Tagesstätten, Arbeitsagogen[107], Vertreter geschützter Arbeitsplätze) koordiniert wird. Läuft alles gut, haben Patienten nur punktuelle Kontakte mit ihren fallführenden Vollzugsmitarbeitern, z. B. wenn die jährliche Prüfung der Maßnahme stattfindet. Sind Veränderungen, wie der Wechsel der Wohneinrichtung, zu besprechen oder Krisen (erneute Delinquenz, psychopathologische Destabilisierung) zu regeln, stehen die Bewährungs- und Vollzugsdienste zeitnah und pragmatisch für Standortgespräche in der Wohneinrichtung oder im Ambulatorium zur Verfügung. Der berufliche Hintergrund, den die Sozialpädagogen, Psychologen und Juristen des BVD mitbringen, ermöglicht eine professionelle Zusammenarbeit im Sinne einer Reintegration der Patienten in ein deliktfreies und möglichst autonomes Leben.

### Behandlungsergebnisse

Bisher liegen keine detaillierten Kenntnisse über den Erfolg von (ambulanten) Suchtmaßnahmen war. Untersuchungen aus Deutschland zeigen jedoch für den stationären Kontext ein erhebliches Maß an vorzeitigen Abbrüchen (Kurze 1995, S. 137; Jehle 2007, S. 329). Außerdem gilt für den forensischen Kontext, dass Interventionen wie kognitive Verhaltenstherapie und Sozialtherapie bei Erwachsenen das Rückfallrisiko vermindern können (Lipsey und Cullen 2007, S. 297), während sich punitive Interventionen als unwirksam oder sogar kontraproduktiv erwiesen haben (Lilienfeld 2007. S. 53). Entsprechend weisen jüngere Forschungsergebnisse darauf hin, dass punktuell differenzierte Behandlungsangebote sowie gestufte Rehabilitationskonzepte (Schalast et al. 2012, S. 3) zur Anwendung kommen sollen. Insbesondere ein veränderter Umgang mit dem Abstinenzgebot und Substitutionstherapien führen zu positiven Ergebnissen in Bezug auf Delinquenz (Reuter und Küfner 2002, S. 31).

---

107 *Arbeitsagogen* und -agoginnen begleiten Menschen mit erschwertem Zugang zur Arbeitswelt bei der beruflichen Integration.

Obwohl weiterhin Fragen bestehen, welche Behandlungsinhalte bei welchen Störungsbildern über welchen Zeitraum eine genügend starke Veränderung bewirken, um die Kriminalprognose zu verbessern, sind verschiedene prognostisch relevante Verlaufsparameter bekannt. In verschiedenen Studien haben sich das Ausmaß und die Dauer des Substanzkonsums, die aktuelle Einstellung des Patienten zu Drogen und die Therapiemotivation, die bisher durchgeführten Therapien und frühere Hafterfahrungen als relevante Faktoren erwiesen. Als protektiv gelten Compliance (Medikamente, Krankheitseinsicht), stabiles psychisches Befinden, Suchtmittelabstinenz, ein stabiles familiäres Beziehungsnetz und eine aktive Freizeitgestaltung. Patienten in ambulanten Nachsorgeeinrichtungen wiesen außerdem eine geringere Arbeitslosigkeit und ein besseres Finanzmanagement auf (Schmidt-Quernheim und Seifert 2014, S. 1133). Solche Behandlungsziele können auch mit einem ambulanten Behandlungsansatz verfolgt werden.

Die in Zürich gemachten ersten Erfahrungen mit einem ambulanten Behandlungsansatz sind bei aller Vielschichtigkeit positiv: Festzuhalten ist dabei zunächst die Behandlungstreue der Patienten, denn es ist bislang in keinem Fall zu einem Abbruch von Seiten des Patienten gekommen. Drei Maßnahmen konnten seit Mai 2017 erfolgreich beendet werden. Negativ zu nennen sind drei Fälle, in denen es zu erneuter Delinquenz während der Behandlung gekommen ist, wobei es sich um Beschaffungskriminalität bzw. Schwarzfahren gehandelt hat. Die (Hellfeld-)Delinquenz wird anhand aktueller Strafregisterauszüge erfasst, weshalb es durchaus weitere Delikte im Dunkelfeld gegeben haben kann.

Im Behandlungsverlauf wurden insgesamt vier stationäre Zuweisungen in die Allgemeinpsychiatrie nötig, davon eine geplante Aufnahme zu einer stationären Trauma-Therapie. Ein Eintritt fand freiwillig zum Alkoholentzug statt und zwei Zuweisungen erfolgten bei Exazerbation schizophreniformer Störungen per Fürsorgerischer Unterbringung, ähnlich dem deutschen PsychKG. Alle Patienten wurden nach Entlassung weiter im Forensischen Ambulatorium behandelt.

Das hier vorgestellte Konzept bedingt, dass es insgesamt zwar nicht zu einem Verzicht auf den Konsum psychotroper Substanzen kommt, das Konsumverhalten jedoch abnimmt und weniger schädlich ausgeübt wird. Beispielsweise findet ein Verzicht auf sogenannte »harte Drogen«, wie Kokain und illegale Opioide, zu Gunsten von Cannabiskonsum und/oder

## 4.2 Das schweizerische System ambulanter Maßnahmen

einer symptomorientierten psychopharmakologischen Behandlung statt. Insofern werden Konsumvorfälle unterschiedlich bewertet bzw. führen diese zu unterschiedlichen Reaktionen. Ein Konsumereignis bzw. der regelmäßige Gebrauch von Substanzen ohne Relevanz für das/die Anlassdelikt(e) hat in der Regel keine unmittelbaren Folgen für den Verlauf bzw. die Weiterführung der Maßnahme. Setzt man die Hürden hinsichtlich der Abstinenzerwartung nämlich unrealistisch hoch, werden schon zu Beginn der Behandlung Bedingungen geschaffen, in denen fast jeder Klient aus suchtpsychiatrischer Sicht scheitern muss. Das in unserem Ambulatorium praktizierte, auch an Harm Reduction-Prinzipien orientierte Management von Konsumereignissen führt mittelfristig zu einer Beruhigung der Behandlungssituation, einer gut etablierten therapeutischen Beziehung und stabilen Behandlungsbedingungen, die in einigen Fällen eine regelmäßige psychopharmakologische Behandlung und ein kontinuierliches Monitoring der Grunderkrankung erst ermöglichen.

Aus suchtpsychiatrischer Sicht profitieren die Patienten vom suchttherapeutischen Wissen im Zentrum für Abhängigkeitserkrankungen, aus forensischer Sicht kommen dabei die Risikoerfassung und das Risikomanagement nicht zu kurz. Die eigenen Erfahrungen sind daher, bei aller Vorsicht angesichts der noch geringen Fallzahlen und der kurzen Verläufe, durchaus ermutigend.

Ein ähnliches Konzept, wie das hier aufgezeigte, findet sich in Neuseeland, wo die »Forensic Mental Health Services« einen Ansatz verfolgen, der »assertive community treatment« und forensische rehabilitative Konzepte vereint (Skipworth und Humberstone 2002). Das Model basiert auf zehn Prinzipien, die in dem hier vorgestellten Spezialangebot vollumfänglich Berücksichtigung finden, wobei das hiesige Angebot – im Sinne eines »11. Bausteins« – zusätzlich über einen somatischen Dienst verfügt. Das Neuseeländische Modell umfasst folgende Punkte:

- Das Behandlungsangebot muss in der »Community« lokalisiert sein.
- Das Behandlungsteam muss mobil sein.
- Das Behandlungsangebot muss am Feierabend und an Wochenenden zur Verfügung stehen.
- Das Behandlungsangebot muss kulturspezifische Betreuungsangebote bieten.

- Es muss eine wirksame therapeutische Beziehung aufgebaut werden.
- Das Behandlungsangebot muss in der Lage sein, den Patienten häufige Kontakte zu ermöglichen.
- Alle Patienten müssen uneingeschränkten Zugang zu allen Behandlungsangeboten haben, einschließlich einer stationären (Wieder-)Aufnahme.
- Mit der Familie und dem sozialen Bezugssystem des Patienten wird zusammengearbeitet.
- Das Behandlungsangebot muss ein Selbstverständnis von »recovery« leben.
- Das Behandlungsangebot muss einen individuellen Behandlungsplan gemäß den individuellen Risiken des Patienten berücksichtigen.

Auch volkswirtschaftliche Erwägungen sprechen für die Ausgestaltung ambulanter Behandlungsangebote. So dienen ambulante Suchtmaßnahmen nicht zuletzt dazu, den Strafvollzug von Drogenabhängigen zu entlasten. Neben legalprognostischen und ökonomischen Vorteilen stellt das ambulante Fallmanagement für forensische Psychiater einen attraktiven Arbeitsbereich mit sozialpsychiatrischem Ansatz dar. Der dynamische, multiprofessionelle und vernetzte Behandlungsanspruch bietet außerdem die Möglichkeit, Patienten über lange Zeiträume zu begleiten und schwierige Fälle zu behandeln.

### 4.2.5 Fazit

Aufgrund erster Erfahrungen stellt das im Kanton Zürich praktizierte System ambulanter Maßnahmen aus hiesiger Sicht eine Alternative zum geschlossenen Vollzug gemäß § 64 StGB dar, wenn entsprechende inhaltliche und strukturelle Rahmenbedingungen berücksichtigt werden:

- Abhängigkeitserkrankungen nehmen häufig einen chronischen Verlauf und müssen dann entsprechend langfristig behandelt werden.
- Übergeordnetes Ziel ist die Unterstützung zu einem risikoarmen, selbstbestimmten und deliktfreien Leben unter Verbesserung der körperlichen, psychischen und sozialen Gesundheit.

- Möglichst partnerschaftliche Zusammenarbeit mit der Festlegung von Zielen, der Erfassung von Risiken und dem Planen von Entwicklungsschritten in einem individuellen Behandlungsplan.
- Nachhaltige Verhaltensänderungen benötigen Zeit und beinhalten Rückschläge und Rückfälle als natürlichen Teil des Lernprozesses.
- Enges und kontinuierliches forensisches Fallmanagement eingebettet in ein differenziertes suchtpsychiatrisches Behandlungsangebot für Menschen mit Abhängigkeitserkrankungen und Dualdiagnosen.
- Konsumrückfalle müssen substanzspezifisch unterschiedlich gehandhabt werden.
- Neben der Toleranz gegenüber dem Konsum nicht deliktrelevanter Substanzen kann analog zu einer SGB bei Opioidabhängigen auch bei Benzodiazepinabhängigkeit eine »Substitutionsbehandlung« sinnvoll sein.
- Wesentliches Augenmerk sollte auf ein regelmäßiges Monitoring der psychopathologischen Entwicklung auf Basis einer tragfähigen Beziehung gelegt werden, statt Maßnahmen vorschnell wegen Konsumrückfällen abzubrechen.
- Eine enge Abstimmung mit den Bewährungs- und Vollzugsdiensten unter Anwendung von Case Management-Strategien ist erforderlich.

## Literatur

Arbeitsgemeinschaft der Wissenschaftlichen Medizinischen Fachgesellschaften (AWMF), Deutsche Gesellschaft für Psychiatrie und Psychotherapie, Psychosomatik und Nervenheilkunde (DGPPN), Deutsche Gesellschaft für Suchtforschung und Suchttherapie e.V. (DG-SUCHT) (2016) S3-Leitlinie »Screening, Diagnose und Behandlung alkoholbezogener Störungen«. AWMF Online.
ARUD. https://ARUD.ch, Zugriff am 28.01.2019.
Berthel T (2019) Nationale Konferenz Nightlife und Freizeitdrogenkonsum, Luzern.
Betäubungsmittelgesetz. In: Kröber L, Dölling D, Leygraf N, Saß H (Hrsg.) Handbuch der forensischen Psychiatrie. Band I. Darmstadt: Steinkopff. S. 349–378.
Bundesamt für Statistik (2017) Platzierte und Inhaftierte. Bundesamt für Statistik, Sektion Kriminalität und Strafrecht. Neuchâtel, Schweiz.
Bundesrat (1972) Bundesgesetz betreffend Änderung des Schweizerischen Strafgesetzbuches (Vom 18. März 1971). BBl 1971 I 496.
Clarkin JF, Kernberg OF (2015) Transference-focused psychotherapy for borderline personality disorder: A clinical guide. American Psychiatric Pub.
Fachverband Sucht. https://fachverbandsucht.ch/de/. Zugriff am 28.01.2019.

Grob P (2009) Zürcher »Needle-Park«: ein Stück Drogengeschichte und -politik, 1968-2008. In: Vogler G (Hrsg.) Zürich: Chronos. S. 25.

Güller-Mosimann D (2018) Psychiatrische Reform in Zürich. Der Sozialpsychiatrische Dienst am Burghölzli 1969 bis 1995. Edition 381, Zürich

Heer M (2014) Art. 56 N. In: Niggli MA, Heer M, Wiprächtiger H (Hrsg.) Basler Kommentar, Helbing Lichtenhahn Verlag, Basel, S. 18.

Heer M (2014) Art. 63. In: Niggli MA, Heer M, Wiprächtiger H (Hrsg.) Basler Kommentar, Helbing Lichtenhahn Verlag, Basel, S. 24 ff.

Heer M (2014) Art. 63. In: Niggli MA, Heer M, Wiprächtiger H (Hrsg.), Basler Kommentar, Helbing Lichtenhahn Verlag, Basel, S. 41 ff.

Hepnet. https://ARUD.ch/fachbereiche/angebot-fur-zuweiser-and-fachleute/hepnet. Zugriff am 28.01.2019.

Herzig M, Feller A (2004) Drogenpolitik der Stadt Zürich. Strategien –Maßnahmen- Perspektiven. S3.

International Harm Reduction Assoziation (2018) The Global State of Harm Reduction, Unit 701, The Chandlery 50. Westminster Bridge Road, London, England.

Jehle JM (2007) Drogentherapie im Strafrechtlichen Rahmen – die Zurückstellungslösung der §§ 35,38

Kanton Zürich. Direktion der Justiz und des Innern. Amt für Justizvollzug (2017) JuV Zahlenspiegel 2017). Zürich, Schweiz.

Knuf A (2016) Empowerment und Recovery, Psychiatrie-Verlag, Köln.

Kurze M (1995) Wiederverurteilung und Rückkehr in den Strafvollzug nach einer Drogentherapie – Ergebnisse einer Legalbewährungsstudie. Mschr-Krim 78: S. 137–152.

Lilienfeld SO (2007) Psychological Treatments That Cause Harm. Perspectives of Psychological Science. Volume: 2 issue: 1, S. 53-70

Lipsey MW, Cullen FT (2007) The Effectiveness of Correctional Rehabilitation: A Review of Systematic Reviews. Annual Review of Law and Social Science 3(1). S. 297–320.

Lüthy A (1948) Der bedingte Strafvollzug im schweizerischen Recht, Diss. Bern 1948, S. 74.

Meili D, Broers B, Beck T, Bruggmann P, Hämmig R (2012) Medizinische Empfehlungen für substitutionsgestützte Behandlungen (SGB) bei Opioidabhängigkeit. Schweizerische Gesellschaft für Suchtmedizin. Bern.

Miller W, Rollnick S (1991) Motivational interviewing: Preparing people to change addictive behavior. Guilford Press. New York.

NICE (2011) National Institute for Health and Clinical Excellence. Alcohol-use disorders: diagnosis, assessment and management of harmful drinking and alcohol dependence, NICE clinical guideline 115, London.

Nordt C, Vogel M, Dey M, Moldovany A, Beck T, Berthel T, Walter M, Seifritz E, Dürsteler KM, Herdener M (2019) One size does not fit all—evolution of opioid agonist treatments in a naturalistic setting over 23 years. Addiction 114. S. 103-111.

Oermann A, Brück R, Bohus M (2008) Die Übertragung der Dialektisch - Behavioralen Therapie auf die Behandlung der Antisozialen Persönlichkeitsstörung in der Forensik. In: Schmidt-Quernheim F, Hax-Schoppenhorst T (Hrsg.) Professionelle forensische Psychiatrie. Behandlung und Rehabilitation im Maßregelvollzug. Huber Verlag, Bern, S. 201-215.

Puk. https://www.pukzh.ch. Zugriff am 28.01.2019.

Ranzoni Luca (2018) Weisungen bei bedingtem Strafvollzug und deren Verhältnis zu Maßnahmen, in: sui-generis, S. 77.

Rehberg J (1977) Fragen bei der Anordnung und Aufhebung sichernder Maßnahmen nach StrGB Art. 42-44, ZStrR 93/1977, S. 164 ff., S. 167 ff., S. 176.

Reuter B, Küfner H (2002) Ergebnisse der Methadonsubstitution in Deutschland – eine qualitative und quantitative Zusammenfassung. Suchtmedizin in Forschung und Praxis, 4(1), S. 31–45.

Rossegger A, Endrass J, Urbaniok F, Borchard B (2012) Thesen deliktpräventiver Therapien. In: J Endrass, Rossegger A, Urbaniok F Borchard B (Hrsg.) Interventionen bei Gewalt- und Sexualstraftätern. Berlin: MWV Medizinisch wissenschaftliche Verlagsgesellschaft. S. 135.

Sachs J, Habermeyer E (2012) Qualifizierung und Qualitätskontrolle in der forensischen Psychiatrie. Die gegenwärtigen Standards in der Schweiz. Forensische Psychiatrie, Psychologie, Kriminologie, Vol. 6. Issue 4. S. 258 – 265.

Schalast N, Steffen M, Boateng F (2012) Ertrag der Unterbringung in einer Entziehungsanstalt gemäß § 64 StGB. Evaluationsstudie zum Vergleich von Maßregelvollzug und Strafvollzug bei suchtkranken Straftätern. Institut für Forensische Psychiatrie Essen. S. 3-55.

Schmidt-Quernheim F, Seifert D (2014) Evaluation of outpatient aftercare of forensic patients ( section sign 63 StGB) in North Rhine-Westphalia, Germany. Der Nervenarzt 85: S. 1133.

Schneider RM, Roy G (2013) Art. 44. In: Niggli MA, Wiprächtiger H (Hrsg.), Basler Kommentar, Strafrecht I, Art. 1-110 StGB und Jugendstrafgesetz, 3. Auflage, Basel 2013, N 17.

Skipworth J, nd Humberstone V (2002) Community forensic psychiatry: restoring some sanity to forensic psychiatric rehabilitation. Acta Psychiatr Scand, 106. S. 47 – 53.

Snow Control. https://www.snowcontrol.ch. Zugriff am 28.01.2019.

Urteil des Bundesgerichts (BGE 101 IV 270 E. 1).

Urteil des Bundesgerichts (BGE 120 IV 1 E. 2b).

Webster CD, Douglas KS, Eaves D, Hart SD (1997) HCR-20. Assessing Risk for Violence. Version 2. Mental Health, Law and Policy Institute, Simon Fraser University, Burnaby B.C., Canada.

# Teil 5 Lösungsansätze

## 5.1 Diskussion alternativer Ansätze

*Jürgen L. Müller, Matthias Koller*

### 5.1.1 Grundsatzfragen

**Tauglichkeit eines zweispurigen Sanktionensystems – welchen Mehrwert können Maßregeln neben Strafen bieten?**

Ganz grundsätzlich kann man nach der Tauglichkeit eines zweispurigen Sanktionensystems fragen, das neben der schuldvergeltenden Strafe schuldunabhängige, ausschließlich präventiv auf den Schutz der Allgemeinheit ausgerichtete Maßregeln der Besserung und Sicherung vorsieht. Denn aus psychiatrischer Perspektive verbinden sich mit den Maßregelzwecken der Besserung und Sicherung durchaus heterogene Erwartungen und Zielsetzungen. Zwar integriert das BVerfG beide Zwecke, indem es als Ziel der Unterbringung nach § 64 StGB die Sicherung (nur) durch Behandlung (= Besserung) benennt (vgl. BVerfG, Beschluss vom 16. März 1994 – 2 BvL 3/90 –, BVerfGE 91, 1-70, bei juris Rn. 79). Es lässt dabei aber offen, ob und ggf. wie Sicherheit gewährleistet werden muss und kann, solange die Behandlung nicht abgeschlossen und damit ein hinreichender Besserungserfolg noch nicht erreicht ist. Diese Fragen beantworten Maßregelvollzugsgesetze, Verordnungen und Erlasse, die in den letzten Jahren verstärkt die vollzugliche Sicherheit betonen und letztlich eine absolute Zwischenfallfreiheit des Vollzugsverlaufs einfordern.

## 5.1 Diskussion alternativer Ansätze

Schon durch diese Vorgaben wird die Behandlung als Mittel der Besserung und Sicherung zunehmend von außen kommenden, rechtlichen und das heißt: außertherapeutischen Einflüssen unterworfen. Gleichzeitig rückt das BVerfG aus guten verfassungsrechtlichen Gründen zunehmend den Primat der Patientenautonomie bei der Behandlung in den Vordergrund und trägt auch dadurch zu einer Verrechtlichung der psychiatrisch-psychotherapeutischen Behandlung im Maßregelvollzug bei (z. B. BVerfG, Beschluss vom 23. März 2011 – 2 BvR 882/09 –, BVerfGE 128, 282-322, »Zwangsbehandlung«). Die Behandelnden sind bei ihrer Arbeit also nicht nur gehalten, die psychiatrisch-psychotherapeutisch indizierte Behandlung umzusetzen, sondern müssen zugleich sowohl die Vorgaben, die einen zwischenfallfreien Vollzugsverlauf und die uneingeschränkte Sicherheit der Allgemeinheit gewährleisten sollen, als auch die rechtlichen Anforderungen im Blick behalten, die das Selbstbestimmungsrecht der Patienten sichern sollen.

Die zentrale Herausforderung ergibt sich daraus, dass Besserung und Sicherung – soweit es nicht allein um Sicherung durch Besserung geht – nicht dasselbe Anliegen verfolgen und gänzlich unterschiedliche Methoden und Konzepte implizieren: Das Ziel der Besserung erfordert spezifische und spezialisierte Behandlungsangebote, die auf individuelle Veränderung, Besserung der Funktion und Adaption und auf soziale Integration gerichtet sind und das Erkunden neuer Erfahrungen und Lebensentwürfe voraussetzen. Das wiederum erfordert Erprobung und eine therapeutisch begleitete Integration der neuen Erfahrungen in die persönliche Lebensgeschichte mit Vertiefung des Krankheitsverständnisses und Optimierung des Bewältigungskonzepts. Dagegen wird Sicherung, solange eine Besserung nicht erreicht ist, durch Kontinuität, Stagnation, durch Fixierung des Zustands, starres Festhalten am Bestehenden am besten erreicht. Um richtig zu sichern, muss unkontrollierten Veränderungen entgegengewirkt werden. Das Ziel der Sicherung wird dementsprechend baulich, durch Kontrolle und Überwachung verfolgt und nur durch rechtliche Aspekte der Verhältnismäßigkeit des Freiheitsentzugs begrenzt.

Indem den Kliniken auferlegt wird, beide Ziele gleichrangig nebeneinander zu verfolgen, wird der Zweck der Besserung, also der Förderung des Patientenwohls durch Behandlung, letztlich an dem Zweck der Sicherung, also dem Schutzinteresse der Öffentlichkeit, relativiert. Sollen Behandlung und Besserung dominieren, müssen Behandelbarkeit, Therapiemotivation und Bereitschaft zur Veränderung und Mitwirkung den Ausschlag geben; im Behandlungs- und Vollzugsverlauf müssten allerdings auch Erprobungsrisiken in Kauf genommen werden. Sollen hingegen Sicherung und Verhältnismäßigkeit dominieren, müssen die Einrichtungen und Betreuungskonzepte entsprechend gestaltet werden; Behandlung müsste dort aufhören, wo sie Gefahren für Dritte zulässt. Das würde die Forensische Psychiatrie dem Justizvollzug annähern und tatsächlich und rechtlich die Frage aufwerfen, welcher eigenständige Wert der Unterbringung im Maßregelvollzug gegenüber dem Strafvollzug verbleibt, der es rechtfertigen könnte, den Freiheitsentzug über das Maß der schuldangemessenen Strafe hinaus zu verlängern und den Verurteilten zugleich – nicht selten gegen seinen Willen – dem Regime einer in ihrem Erfolg ungewissen psychiatrischen bzw. psychotherapeutischen Behandlung zu unterwerfen.

## Sinnhaftigkeit der Unterbringung in einer Entziehungsanstalt – ist die Maßregel angesichts hoher Abbruchquoten zu rechtfertigen?

Nicht weniger grundsätzlich kann nach der Sinnhaftigkeit einer Maßregel gefragt werden, die das Ziel der Sicherung durch Besserung verfolgt, ein erfolgreiches Bestehen innerhalb des gegenwärtig etablierten Behandlungsangebots aber nur mit Zufallswahrscheinlichkeit erreicht. Rechtlich erscheint dies umso problematischer, als die mit Freiheitsentziehung verbundene Maßregel auch gegen schuldlos handelnde Täter angeordnet und gegen schuldhaft handelnde Täter um bis zu zwei Jahre über die Höchstdauer der schuldangemessenen Strafe hinaus vollstreckt werden kann. Mit Recht hat das BVerfG zudem auf den zusätzlichen Freiheitseingriff hingewiesen, der darin liegt, dass Verurteilte, ggf. auch gegen ihren Willen, einer psychiatrisch-psychotherapeutischen Behandlung unterworfen werden (BVerfG, Beschluss vom 16. März 1994 – 2 BvL 3/90 –, BVerfGE 91, 1-70, bei juris Rn. 82).

Das Ergebnis der für die Beantwortung dieser Fragestellung notwendigen Abwägung dürfte entscheidend davon abhängen, was Suchtbehandlung unter welchen Bedingungen mit welchen Mitteln bei welchen Patienten mit welcher Wahrscheinlichkeit und welcher Wirkdauer und – im hier im Mittelpunkt stehenden forensischen Kontext vor allem auch –

## 5.1 Diskussion alternativer Ansätze

mit welcher Auswirkung auf die prognostizierte Gefährlichkeit überhaupt leisten kann und ob es Möglichkeiten gibt, die Treffgenauigkeit und den Effekt der Entziehungsbehandlung noch zu verbessern. Letztlich muss normativ entschieden werden, welche Erfolgsquote ausreicht, um den Fortbestand der Maßregel nach § 64 StGB zu rechtfertigen.

Aus psychiatrischer Sicht spiegelt dies alles wiederum den mit der Unterbringung im Maßregelsystem begründeten Zielkonflikt: Nach § 64 S. 2 StGB ergeht die Anordnung dieser Maßregel »nur, wenn eine hinreichend konkrete Aussicht besteht, die Person durch die Behandlung in einer Entziehungsanstalt innerhalb der Frist nach § 67d Abs. 1 S. 1 oder 3 StGB zu heilen oder über eine erhebliche Zeit vor dem Rückfall in den Hang zu bewahren und von der Begehung erheblicher rechtswidriger Taten abzuhalten, die auf ihren Hang zurückgehen.« Problematisch ist es hier – wie meist in der Medizin und wie immer in Psychiatrie und Psychotherapie – eine kategoriale Veränderung zu fordern: Dichotomien wie »krank – geheilt«, »Straftäter – Nicht-Straftäter« sind angesichts vieljähriger lebensgeschichtlicher Entwicklung des Betroffenen kaum je zu erreichen. Dagegen lassen sich sehr wohl tiefgreifende Veränderungen erzielen, die mit einer Linderung der störungsbedingten körperlichen und psychischen Beeinträchtigungen verbunden sind. Ebenso lässt sich durch geeignete therapeutische, psychoedukative, kriminaltherapeutische, pädagogische, forensisch-psychiatrische und auch den persönlichen Freiraum beschränkende Maßnahmen die Gefährlichkeit reduzieren, das Risiko vermindern.

Reicht dies aber?

Vorweg: Bei der Betrachtung strafrechtlicher Rückfallzahlen ist generell Vorsicht geboten: Wenn Ziel der Entziehungsbehandlung die Sicherung durch Besserung (Linderung) der Suchtmittelproblematik ist, stellen erneute Straftaten, die nicht auf einen Rückfall in den Hang zurückgehen, den Therapieerfolg nicht in Frage – auch wenn dies in der öffentlichen Diskussion oftmals so nicht nachvollzogen, sondern auch solche Straftaten mit einem Versagen der Entziehungsbehandlung gleichgesetzt werden. Am Ende muss normativ entschieden werden:

Wenn – beispielhaft – von 100 Betroffenen nicht mehr 50, sondern nur noch 20 hangbedingt strafrechtlich rückfällig werden, wäre dies aus psychiatrischer Sicht ein beachtlicher Erfolg. Natürlich wären auch die noch verbliebenen 20 Rückfälligen zu viel, deren Zahl müsste weiter gesenkt werden. Wenn aber die 20 Rückfälligen die 30 erfolgreich behandelten und auch die dann 80 nicht rückfällig gewordenen so überschatten, dass der Sicherungszweck als nicht erreicht angesehen und das Behandlungskonzept an sich in Frage gestellt würde, so würde eine kontinuierliche Verbesserung des Systems verhindert. Dies rächte sich aber nach einer Entlassung, die irgendwann spätestens aus Rechtsgründen erfolgen müsste: Dann würden nämlich 50 straffällig und nur 50 blieben straffrei.

## 5.1.2 Die evolutionäre Lösung zur Korrektur der gegenwärtigen Gesetzesfassung und ihrer Annäherung an die etablierte psychiatrische Behandlung

Geht man davon aus, dass sich das Maßregelkonzept und damit auch die Maßregel der Unterbringung in einer Entziehungsanstalt jedenfalls in den Grundzügen bewährt hat, scheint sich ein Änderungsbedarf vor allem wegen der Kapazitäten, die dieses Konzept bindet, und der Ressourcen, die es verbraucht, zu ergeben. Aktuelle Reformüberlegungen, die sich in erster Linie auf Eindrücke aus der Praxis der Gesetzesanwendung und des Maßregelvollzugs stützen, zielen deshalb vorrangig auf eine Reduktion der Zuweisungs- und Belegungszahlen ab. Dahinter steht die Hoffnung, dass durch eine engere und damit zugleich ressourcenschonendere Fassung der Unterbringungsvoraussetzungen eine höhere Treffgenauigkeit und Wirksamkeit der Maßregel erreicht werden kann.

Mögliche Reformansätze für Korrekturen der aktuellen Gesetzesfassung sollen im Folgenden angerissen und kurz abgewogen werden.

### ICD- bzw. DSM-Diagnose statt Hang

Das (juristische) Hang-Kriterium sollte durch das Erfordernis der (medizinischen) Diagnose eines Abhängigkeitssyndroms von psychotropen Substanzen nach Maßgabe der international anerkannten Krankheitsklassifikationssysteme (ICD oder DSM) ersetzt werden. Die Entziehungsbehandlung wird dadurch auf medizinisch relevante psychische Störungen fokussiert. Der Hangbegriff dagegen verlässt Nomenklatur und Systematik

## 5.1 Diskussion alternativer Ansätze

der operationalisierten Diagnosesysteme und kann keine hinreichend fundierten operationalisierten Kriterien und damit keine Grundlage für eine wissenschaftlich fundierte evidenzbasierte Behandlung bieten. Mit der Formulierung einer etablierten Diagnose wird der Anschluss an wissenschaftlich fundierte suchttherapeutische Behandlungskonzepte gefunden und zugleich eine Schwelle für eine relevante Störung eingezogen.

**Schärfung der Konnexität**

Das Erfordernis der Konnexität zwischen Abhängigkeit (bisher Hang) und strafrechtlich relevantem Verhalten sollte enger gefasst werden. Die Behandlung zielt auf die Abstinenz bzw. Linderung des Abhängigkeitssyndroms mit dem Ziel, das Risiko von in dem Abhängigkeitssyndrom begründeten Straftaten durch Wegfall der suchtbedingten Motive zu minimieren. Eine Risikominimierung kann gelingen, wenn zwischen dem strafrechtlich relevanten Verhalten und den Symptomen des Abhängigkeitssyndroms ein enger Zusammenhang besteht, das delinquente Verhalten seine Motivation also zum Beispiel im Craving, d. h. im Drogenhunger, oder in der Notwendigkeit zum Erwerb der Substanz hat, um Entzugssymptome zu vermeiden, oder wenn aggressive Handlungen in Folge der Abhängigkeit bzw. einer Intoxikation begangen worden sind. Sehr viel loser ist der Zusammenhang zwischen Straftat und Abhängigkeitssyndrom allerdings, wenn ein Täter mit einem kriminellen Lebensentwurf, der auch Alkohol bzw. Drogen konsumiert, seinen gesamten Lebensunterhalt mit Straftaten, z. B. durch Diebstähle oder Raubdelikte, bestreitet und dabei nur eben auch die relevanten Drogen von dem Erlös einkauft. Dementsprechend ist eine enge kausale Bindung von Straftat und Drogenkonsum für eine Unterbringung zu fordern. Nur diesen direkt mit der Sucht verknüpften Handlungen kann durch eine erfolgreiche Suchtbehandlung die Grundlage entzogen werden.

**(Keine) Bindung an die Schuldfähigkeit**

Diskutiert wird auch, die Unterbringung und Behandlung in der Entziehungsanstalt an eine suchtbedingte, mindestens erhebliche Verminderung der Schuldfähigkeit zum Tatzeitpunkt zu knüpfen. Eine solche Anforderung würde fraglos eine erhebliche Reduktion der Zuweisungszahlen bewirken. Nach Auskunft der Stichtagserhebung 2018 sind gegenwärtig nur etwas mehr als ein Drittel der Untergebrachten bei der Straftat in ihrer Schuldfähigkeit erheblich vermindert gewesen, beinahe zwei Drittel waren voll schuldfähig. Patienten mit aufgehobener Schuldfähigkeit waren selten.

Aus inhaltlichen Gründen erscheint diese Anforderung jedoch nicht als zielführend. Die Behandlung einer Alkohol- bzw. Drogenkonsumstörung/-abhängigkeit und deren Aussicht auf Erfolg korreliert nur lose mit der Schuldfähigkeit, denn diese hängt wesentlich vom Zustand des Täters und der bestehenden Substanzeinnahme zum Tatzeitpunkt ab. So wird eine erhebliche Verminderung der Schuldfähigkeit bei Rauschmittelabhängigkeit zu diskutieren sein bei akuter Intoxikation, schwersten Persönlichkeitsveränderungen, Depravation, starken Entzugserscheinungen bzw. Angst vor als äußerst unangenehm (»intensivst« oder »grausam«) erlebten Entzugserscheinungen von Kokain, Heroin und Crack. Entscheidend für die normative Wertung sind die Anforderungen, die die Rechtsordnung an jedermann stellt. In der Gesamtbetrachtung werden die Persönlichkeit des Angeklagten und dessen Entwicklung bewertet, wobei Vorgeschichte, unmittelbarer Anlass und Ausführung der Tat sowie das Verhalten danach von Bedeutung sind. Diese rechtlichen Entscheidungskriterien stellen damit aber mehr auf die Drogenwirkung zum Zeitpunkt der Tatbegehung als auf Schwere und Behandlungsbedürftigkeit der Sucht ab. Dementsprechend stehen suchtpsychiatrische Aspekte bei der Beurteilung der Schuldfähigkeit zum Tatzeitpunkt im Hintergrund: Schwer süchtige Konsumenten, die behandlungsbedürftig sind, sind nämlich schuldfähig, wenn sie bei der Tatbegehung weder intoxikiert noch im Entzug waren, sondern nur eben ihren »Spiegel« hielten. Seitens der Rechtsprechung wird sogar angenommen, dass ein Suchtkranker die problematischen Verhaltensweisen kennt, die sich bei ihm einstellen, wenn er konsumiert. Mindestens ein beträchtlicher Teil der – im Schutzinteresse der Allgemeinheit – behandlungsbedürftigen Tätergruppe bliebe im Falle einer Verknüpfung von Unterbringung und Schuldfähigkeit zumindest in diesem Konzept unbehandelt.

## 5.1 Diskussion alternativer Ansätze

### Änderung der Beurteilung der »hinreichend konkreten Erfolgsaussicht«

Das Erfordernis der »hinreichend konkreten Erfolgsaussicht« als Voraussetzung für die Anordnung der Unterbringung sollte überdacht werden. Der Versuch, die Erfolgsaussicht der Behandlung im Rahmen von Begutachtung und Verhandlung durch Gutachter und sachverständig beratenes Gericht im Erkenntnisverfahren einzuschätzen, muss als gescheitert bezeichnet werden, da etwa jede zweite Behandlung wegen Aussichtslosigkeit vorzeitig abgebrochen wird. Die Legalbewährung derjenigen, die wegen Aussichtslosigkeit aus der Unterbringung entlassen werden, ist der Legalbewährung von Strafverbüßern nicht überlegen. Nur diejenigen, die die Behandlung erfolgreich abgeschlossen haben, haben eine deutlich bessere Prognose.

Dieser Befund verdeutlicht einerseits die Sinnhaftigkeit des Versuchs, frühzeitig diejenigen zu identifizieren, die wahrscheinlich nicht erfolgreich zu behandeln sein werden. Er verdeutlicht andererseits, dass die Identifikation der voraussichtlich erfolgreich zu Behandelnden in der gegenwärtigen gesetzlichen Ausgestaltung nicht gelingt.

Da hierzu verschiedene Faktoren beitragen, die in der in die Anordnung der Unterbringung einmündenden Verhandlung nicht zu erkennen sind, wird aus der Vollzugspraxis angeregt, eine Unterbringung zunächst nur befristet und erst nach einer sechsmonatigen, erfolgreich verlaufenen Erprobungsphase endgültig anzuordnen, wenn die Klinik Indikation und weiter bestehende Erfolgsaussicht bestätigt. Während es nämlich allenfalls im Zufallsbereich gelingt, während der Begutachtung und Verhandlung den Erfolg der Maßnahme vorherzusagen, hat die behandelnde Einrichtung hierfür eine deutlich breitere Entscheidungsgrundlage. Über mehrere Monate hat der Betroffene dann an der Behandlung der Einrichtung teilgenommen, es wurde Motivationsarbeit geleistet, er war in Einzel- und Gruppenbehandlungen integriert, hat Behandlungsatmosphäre sowie therapeutisches Personal kennengelernt. In gleicher Weise hat die Einrichtung Kontakt zu dem Betroffenen gefunden und kann seine Therapiebereitschaft und -eignung sowie sein Verhalten im Kontext mit anderen Patienten fundierter bewerten. Auf dieser nun belastbareren Grundlage kann die Klinik wesentlich fundierter Stellung nehmen, ob die Weiterführung der

Behandlung sinnvoll ist und damit die Unterbringung fortgesetzt werden soll. Damit könnten die Abbruchsraten von gegenwärtig über 50 % gesenkt und die Behandlung frühzeitig auf die erreichbaren Patienten eingegrenzt werden.

Freilich hat das BVerfG 1994 eine mit Freiheitsentzug verbundene Therapie ausschließlich zur Erprobung aus verfassungsrechtlichen Gründen mit Blick auf die von ihm betonte Mittel-Zweck-Beziehung von Besserung und Sicherung sowie unter Verhältnismäßigkeitsgesichtspunkten für unzulässig erachtet (BVerfG, a.a.O., bei juris Rn. 83). Dem ist – neben der tatsächlichen Sinnhaftigkeit einer solchen Maßnahme – allerdings entgegenzusetzen, dass aus der ohne die Möglichkeit einer Behandlungserprobung verbleibenden erheblichen behandlungsprognostischen Unsicherheit im Erkenntnisverfahren beträchtliche Nachteile für Betroffene erwachsen können. Benachteiligt werden nämlich einerseits Betroffene, bei denen die Behandlungsprognose anfangs unsicher ist, so dass die Maßregel nicht angeordnet werden darf, bei denen sich im Rahmen eines Behandlungsversuchs aber herausstellen würde, dass sie sehr wohl von der Behandlung profitieren könnten. Benachteiligt werden andererseits Betroffene, deren Unterbringung sich nach Behandlungsbeginn entgegen der anfänglichen Erwartung als nicht Erfolg versprechend erweist und daher nachträglich gemäß § 67d Abs. 5 StGB für erledigt erklärt wird. Denn dieser Abbruch der Behandlung stellt für sie ein persönliches Scheitern und für den weiteren Vollstreckungsverlauf zudem oftmals ein Stigma dar, das ihnen vielfach die Chance nimmt, vorzeitig aus der Strafhaft entlassen zu werden. Abhilfe könnte hier womöglich ein – im Maßregelrecht keineswegs unbekannter (vgl. § 66a StGB) – Vorbehalt der Anordnung der Maßregel schaffen, wenn die Erfolgsaussicht der Entziehungsbehandlung weder eindeutig zu bejahen noch eindeutig zu verneinen ist, sondern zweifelhaft bleibt. Die endgültige Entscheidung über die Anordnung der Maßregel könnte dann vom Verlauf einer Motivationsbehandlung im Strafvollzug oder einer mit Einwilligung des Betroffenen unternommenen Behandlungserprobung des Verurteilten in einer Maßregelklinik abhängig gemacht werden.

Eine solche Lösung entspräche übrigens den durch die Rechtsprechung des BVerfG zur Zwangsbehandlung angestoßenen aktuellen psychiatrischen Diskussionen, die einfordern, dass eine jede psychiatrische Behandlung auf Patientenautonomie basiert und auf deren Stärkung gerichtet ist.

## 5.1 Diskussion alternativer Ansätze

Eine jede ärztliche, auch jede psychiatrische Therapie beruht auf einem informed consent, der auch die Grundlage einer solchen Behandlungserprobung wäre. Diese wäre seitens des Patienten jederzeit zurückzuziehen, mit der Folge einer Rückverlegung in den Strafvollzug. In gleicher Weise basiert ein Behandlungsvertrag auch auf Einwilligung der Ärzte und Therapeuten in den Behandlungsauftrag. Wenn dieser aus darlegbaren Gründen nicht erreichbar ist, kann auch seitens der Ärzte und Therapeuten die Behandlung abgebrochen werden.

### Zwei-Drittel-Regel der Aussetzung der Strafe

Diskutiert wird schließlich, den Umfang des Vorwegvollzugs einer längeren Begleitstrafe am Zwei-Drittel-Zeitpunkt der Strafe zu orientieren. Wird neben der Unterbringung eine längere Freiheitsstrafe verhängt, soll zur Vermeidung überlanger Unterbringungsdauern oder einer Rückverlegung in den Strafvollzug nach erfolgreicher Entziehungsbehandlung ein Teil der Strafe vor der Unterbringung vollzogen werden. Dieser Teil ist nach der derzeitigen Gesetzeslage so zu bemessen, dass nach Teilvorwegvollzug der Strafe und anschließender Entziehungsbehandlung eine Vollstreckungsaussetzung zur Bewährung zum sog. Halbstrafenzeitpunkt möglich wird. Durch diese Regelung können Straftäter – bei erfolgreichem Therapieverlauf in der Unterbringung nach § 64 StGB – eine deutliche Verkürzung des Freiheitentzugs erreichen. Es wird deshalb vermutet, dass die Unterbringung in der Entziehungsanstalt von Angeklagten und Verteidigung zumindest auch aus taktischen Überlegungen angestrebt wird, und angenommen, dass durch eine Verschiebung des Bezugspunkts für die Berechnung des vorweg zu vollziehenden Strafteils auf den Zwei-Drittel-Zeitpunkt eine Bevorzugung der Unterbringung zur Behandlung gegenüber der Strafverbüßung vermieden und taktischen Überlegungen begegnet werden könne.

Allerdings erreichen tatsächlich nur wenige Untergebrachte eine Vollstreckungsaussetzung schon zum Halbstrafen-Zeitpunkt, was zumindest erfahrenen Verteidigern bekannt ist. Bekannt ist Angeklagten und Verteidigern außerdem, dass Vollzugslockerungen in der Unterbringung nach § 64 StGB in aller Regel deutlich früher einsetzen als im Strafvollzug. Dies dürfte taktische Überlegungen viel stärker beeinflussen als die Idee einer

Verkürzung der Dauer des Freiheitsentzuges, und das auch dann, wenn der Vorwegvollzug der Strafe am Zwei-Drittel-Zeitpunkt orientiert wird. Zu bedenken ist außerdem, dass eine Strafaussetzung zum Halbstrafen-Zeitpunkt gemäß § 57 Abs. 2 StGB immer möglich ist, wenn bei einer Gesamtwürdigung von Tat und Persönlichkeit der verurteilten Person und ihrer Entwicklung im Vollzug – z. B. nach erfolgreicher Entziehungsbehandlung – besondere Umstände vorliegen. Diese Chance darf nicht durch einen verzögerten Beginn der Entziehungsbehandlung vereitelt werden. Offen bleibt schließlich die Frage, wie sich ein der Entziehungsbehandlung vorgeschalteter längerer Strafvollzug auf die Behandlungsmotivation auswirkt. Zudem dürfte mit zunehmender Dauer des Strafvollzugs das Risiko steigen, dass sich der Verurteilte eine »Knastmentalität« und ein »Knastverhalten« aneignet, die dann nur noch mit erheblichem Aufwand aufzulösen sind.

### Prüfung der Erfolgsaussicht vor Antritt der Maßregel

Eine andere Frage ist, ob im Falle des angeordneten Vorwegvollzugs von Strafe noch einmal die Erfolgsaussicht des § 64 StGB geprüft werden sollte, bevor der Vollzug der Unterbringung beginnt. Das ist im Gesetz, das vor dem Ende des Strafvollzugs nur die Prüfung verlangt, ob der Zweck der Unterbringung die Maßregel (noch oder) nicht mehr erfordert (§ 67c Abs. 1 S. 1 Nr. 1 StGB), so nicht ausdrücklich vorgesehen. In der Praxis geschieht das aber gelegentlich mit der Folge, dass die Unterbringung nach § 64 StGB auch schon vor ihrem Antritt mangels hinreichender Erfolgsaussicht für erledigt erklärt wird. Allerdings ist das rechtlich nicht unproblematisch und setzt jedenfalls eine analoge Anwendung der Erledigungsvorschrift des § 67d Abs. 5 StGB zum möglichen Nachteil des Betroffenen voraus (vgl. OLG München, Beschluss vom 04. Mai 2012 – 1 Ws 331 - 334/12 –, bei juris Rn. 17 ff; s. auch OLG Stuttgart, Beschluss vom 23. August 2013 – 4a Ws 170/13 –, bei juris Rn. 8 ff). Hier würde eine verbindliche gesetzliche Festlegung auf eine nochmalige Prüfung der Behandlungsprognose (mit der Möglichkeit der Erledigterklärung der Maßregel bei jetzt mangelnder Erfolgsaussicht) Klarheit und für die Verurteilten zugleich einen Anreiz schaffen, schon im Strafvollzug ihre Behandlungsmotivation unter Beweis zu stellen, um anschließend in den Genuss der Vorteile der Entziehungsanstalt-Unterbringung kommen zu können.

## Keine Bindung an die Selbstbestimmung(sfähigkeit)

Ärztliche Behandlung basiert regelmäßig auf dem Wunsch des Patienten. Ärztliche Behandlung gegen den Willen des Betroffenen bedarf stets einer besonderen Rechtfertigung. Auch die Unterbringung zur Behandlung im Maßregelvollzug nach § 63 bzw. § 64 StGB ist rechtfertigungsbedürftig. Das Strafrecht führt hier die Maßregelzwecke der Besserung und Sicherung an. Bei der Unterbringung in einem psychiatrischen Krankenhaus nach § 63 StGB geht es um Betroffene, deren überdauernde erhebliche psychische Störung weiterhin Gefährlichkeit bedingt. Bei der Unterbringung in einer Entziehungsanstalt hingegen geht es um die Behandlung einer rechtswidrigen Taten zugrundeliegenden Suchtmittelproblematik, die nicht mit einer psychischen Störung gleichzusetzen ist und auch nicht zu einer erheblichen Beeinträchtigung oder gar Aufhebung der Schuldfähigkeit geführt haben muss. Bei der Unterbringung nach § 64 StGB fokussiert das BVerfG den Maßregelzweck deshalb auf den Schutz der Allgemeinheit durch Suchtbehandlung (BVerfG, Beschluss vom 16. März 1994 – 2 BvL 3/90 –, BVerfGE 91, 1-70, bei juris Rn. 79 f). Damit stellt sich die Frage nach der Selbstbestimmung(sfähigkeit) des Betroffenen. Denn das BVerfG hat klargestellt, dass auch die Behandlung im Maßregelvollzug grundsätzlich eine freie, ohne Ausübung eines unzulässigen Drucks auf der Grundlage der gebotenen ärztlichen Aufklärung erteilte Einwilligung des Untergebrachten voraussetzt und eine Zwangsbehandlung gegen seinen natürlichen Willen nur unter engen Voraussetzungen zulässig ist (BVerfG, Beschluss vom 23. März 2011 – 2 BvR 882/09 –, BVerfGE 128, 282-322, Rn. 41, 56). Das bedeutet allerdings nicht, dass nur Personen durch Strafurteil in einer Entziehungsanstalt untergebracht werden dürften, die entweder von vornherein selbstbestimmt ihrer Entziehungsbehandlung zustimmen oder bei denen die Voraussetzungen für eine ärztlich-therapeutische Zwangsbehandlung vorliegen. Vielmehr hat das BVerfG in Rechnung gestellt, dass Betroffene nicht von vornherein mit ihrer Unterbringung und Behandlung einverstanden sind und mit ihrer Verurteilung daher – sogar nicht selten – »gegen ihren Willen einer auf die

Behebung nicht zuletzt psychischer Fehlhaltungen gerichteten medizinischen Behandlung unterworfen« werden (BVerfG, Beschluss vom 16. März 1994 – 2 BvL 3/90 –, BVerfGE 91, 1-70, bei juris Rn. 82). Es hat dies aber dann aus verfassungsrechtlicher Sicht für gerechtfertigt gehalten, wenn der Betroffene »nach seiner physischen und psychischen Struktur und gegebenenfalls trotz seiner kriminellen Prägung« erwarten lässt, er werde sich im Maßregelvollzug nach einer gewissen Anpassungszeit der Notwendigkeit der Behandlung öffnen und an ihr mitwirken (BVerfG, a.a.O., bei juris Rn. 86). Genau das entspricht dem tragenden Konzept der Behandlungsmaßregeln.

Wer an einer seiner Gefährlichkeit mitbedingenden seelischen Krankheit oder Störung oder einer Suchtmittelproblematik leidet, die mit dem Ziel einer Gefährlichkeitsreduktion behandelt werden kann, soll behandelt werden oder die Behandlung wenigstens motivierend angeboten bekommen können.

Zuzugeben ist, dass die (strafgerichtliche Anordnung der) Unterbringung zur Behandlung damit als ein zwangsweise auferlegter Versuch imponiert, Therapiemotivation und Behandlungsbereitschaft zu wecken. Der vom BVerfG aus den Freiheitsgrundrechten abgeleiteten »Freiheit zur Krankheit« ist das aber nicht entgegengerichtet, weil es dem Betroffenen weiterhin überlassen bleibt, darüber zu entscheiden (ggf. auch nur mit natürlichem Willen), ob er sich therapeutischen oder sonstigen Maßnahmen unterziehen will, die ausschließlich seiner »Besserung« dienen (vgl. BVerfG, Beschluss vom 23. März 2011 – 2 BvR 882/09 –, BVerfGE 128, 282-322, Rn. 48).

### 5.1.3 Die revolutionäre Lösung unter grundlegender Veränderung des bestehenden Konzepts

Zu denken ist endlich an eine Ergänzung des bestehenden Regelungskonzepts oder dessen Ersetzung durch alternative Lösungsansätze.

**Die Überweisungslösung**

Die tatsächlichen und rechtlichen Schwierigkeiten der Eingangsmerkmale des § 64 StGB und insbesondere der Behandlungsprognose im Erkenntnisverfahren könnten durch eine Überweisungslösung vermieden werden, die

## 5.1 Diskussion alternativer Ansätze

unter bestimmten Voraussetzungen die Möglichkeit eines Vollzugsformwechsels aus dem Strafvollzug in den Vollzug der Unterbringung in einer (staatlichen) Entziehungsanstalt eröffnete; die verhängte Freiheitsstrafe würde dann ab dem Zeitpunkt der Überweisung im Unterbringungsvollzug in einer (forensisch) psychiatrischen Suchtklinik vollstreckt. Die Voraussetzungen für eine – vom Vollstreckungsgericht anzuordnende – Überweisung könnten sich an die bereits bestehende Regelung in § 67a Abs. 2 Satz 2 StGB anlehnen. Der Vollzugsformwechsel käme danach in Betracht, wenn dadurch die Resozialisierung der verurteilten Person besser gefördert wird und die Überweisung zur Durchführung einer Entziehungsbehandlung angezeigt ist. Diese Voraussetzungen könnten im Vollzug auf verlässlicherer Grundlage festgestellt werden, weil die Einlassungen des Betroffenen nicht mehr durch Verzerrungen belastet sein müssen, die sich im Erkenntnisverfahren womöglich aus der Verteidigung gegen den Schuldspruch und die drohende Sanktionierung ergeben. Zugleich würden sich mögliche taktische Überlegungen erübrigen, die derzeit im Zusammenhang mit der Möglichkeit der Strafrestaussetzung nach erfolgreichem Maßregelvollzug schon zum Halbstrafenzeitpunkt gesehen werden. Letztlich ginge es um eine auf Einvernehmlichkeit und informed consent basierende Verlegung zur Behandlung in eine (forensisch) psychiatrische Suchtklinik, die bei Wegfall der Voraussetzungen auch wieder die Rückverlegung in den Strafvollzug zur Folge hätte. Bei beiden Entscheidungen müsste idealerweise auch die die Behandlung durchführende Einrichtung einbezogen werden, da Überweisung impliziert, dass die betroffene Person therapiemotiviert ist und dass die Einrichtung die Indikation und einen zu erwartenden Erfolg der Maßnahme bejaht.

Der Vorschlag, eine solche Überweisungslösung gesetzlich zu verankern, besagt übrigens nichts über das weitere Schicksal der Maßregel gemäß § 64 StGB. Maßregelanordnung nach § 64 StGB und Überweisungsmodell können nebeneinander bestehen. Das Überweisungsmodell würde dann eingreifen, wenn sich die Voraussetzungen des § 64 StGB und insbesondere die günstige Behandlungsprognose im Erkenntnisverfahren nicht mit der erforderlichen Sicherheit feststellen lassen. Es könnte womöglich auch dann weiterhelfen, wenn die angeordnete Entziehungsbehandlung in einem ersten Anlauf scheitert. Das Fortbestehen der Unterbringungsmöglichkeit würde demgegenüber auch die – von der Überweisungslösung nicht abgedeckten – Fälle erfassen, in denen der Betroffene bei Begehung seiner rechtswidrigen Tat(en) schuldunfähig war, so dass eine Verurteilung zu Strafe nicht in Betracht kommt.

**Förderung alternativer suchttherapeutischer Angebote in der JVA**

Wenn eine Unterbringung in einer Entziehungsanstalt nicht angeordnet wird, muss dem suchtmittelabhängigen Betroffenen gleichwohl Zugang zu Behandlungsmöglichkeiten eröffnet werden. Dies erfordert eine Stärkung und den Ausbau suchttherapeutischer und suchtpädagogischer Angebote innerhalb der JVAs. Wesentliche und effektive Behandlungsangebote können – wie das Schweizer Vorbild zeigt – auch hier erfolgreich verankert und umgesetzt werden (▶ Kap. 4.2). Praktisch bedeutet das, dass im Strafvollzug suffiziente Entgiftungs- und Behandlungsmöglichkeiten bereitgestellt werden. Dies impliziert, dass das gegenwärtige Versorgungsangebot deutlich gefördert wird. Zusätzlich zu den intramuralen Angeboten der Entgiftung, Edukation und Entwöhnung müssen auch Maßnahmen der Außenerprobung und der Reintegration in Arbeit und Sozialleben umgesetzt werden. Dies würde bedeuten, dass das Behandlungskonzept, das gegenwärtig in der Entziehungsanstalt nach § 64 StGB etabliert ist, in die Zuständigkeit der Justizvollzugsanstalt überführt wird.

**Schaffung einer analogen Regelung zu § 35 BtMG für alle Süchtigen**

Erweitert werden könnten zudem die Zugangsmöglichkeiten zu Angeboten der Suchtbehandlung außerhalb des Maßregel- und Strafvollzugs, z. B. durch erweiterte und auch auf alkoholabhängige Täter erstreckte Möglichkeiten der Zurückstellung der Strafvollstreckung zugunsten einer freiwilligen stationären oder ambulanten Suchtbehandlung oder auch des Strafaufschubs zu Gunsten einer ambulanten Behandlung entsprechend dem Modell des Art. 63 CH-StGB (▶ Kap. 4.2), weil auf diese Weise auch Täter erreicht werden, die unter den strikt rechtlich regulierten Bedingungen des Maßregelvollzuges nicht (ausreichend) von der Behandlung profitieren können. Ein solches Angebot könnte außerdem für Täter attraktiv sein, gegen die nur eine relativ kurze Freiheitsstrafe (bis maximal zwei oder drei Jahre) verhängt worden ist und die sich im Maßregelvollzug daher ausrechnen, schneller in die Freiheit zurück zu gelangen, wenn die angeordnete Unterbringung für erledigt erklärt wird und sie dann die noch offene Reststrafe voll verbüßen.

## Trennung von Therapie und Strafe

Schließlich ist die Möglichkeit in Betracht zu ziehen, das Maßregelsystem zu verlassen und die Zwecke von Therapie und Strafe zu trennen. Nach einer Verurteilung würde dann zunächst die verhängte Freiheitsstrafe verbüßt. Dabei könnte der Betroffene das in diesem Sinne zu optimierende Suchtbehandlungskonzept und -system der JVAs nutzen. Anschließend stünde dem Betroffenen selbstverständlich das allgemeinpsychiatrische und suchttherapeutische Versorgungsangebot zur Verfügung. Auch dieses kann (und müsste) zu diesem Zweck angepasst und optimiert werden. Es kann dabei ebenfalls erwogen werden, ob durch eine bedingte Aussetzung eines Strafteils zur Bewährung in der Behandlung sowie durch Unterstützung bei der Kostenübernahme die Behandlungsbereitschaft und Abstinenzmotivation gefördert werden können. Letztlich wären aber Strafzweck, Sicherungszweck und Behandlungszweck getrennt.

## 5.1.4 Evaluierung des Nutzens der Veränderung der Behandlungsbedingungen unter Berücksichtigung ethischer, rechtlicher und psychiatrischer Kriterien

Wenn die Behandlung gefördert werden soll, muss die Wirksamkeit der eingesetzten Behandlungsmaßnahmen auf die Gefährlichkeit wie auf die zugrundliegende psychische Störung bekannt sein. Hierzu müssen belastbare Daten erhoben werden. Dies setzte allerdings Forschung an Untergebrachten, also an vulnerablen Personen voraus, die besonderen Beschränkungen unterliegt (vgl. z. B. das Verbot der klinischen Prüfung eines Arzneimittels bei Untergebrachten in § 40 Abs. 1 Nr. 4 des Arzneimittelgesetzes). Wie sehr solche Daten aber nötig wären, verdeutlicht eine Untersuchung in Großbritannien zu einem weit verbreiteten Behandlungsverfahren, dem Sex Offender Treatment-Programm (Völlm 2013). Es gelang nicht nur nicht, dessen Wirksamkeit zu belegen, die behandelten Patienten waren sogar – geringfügig – häufiger rückfällig als unbehandelte. Dies unterstreicht den großen Bedarf an evidenzbasierten Behandlungsverfahren. Dementsprechend muss auch die Wirksamkeit der im Rahmen der Entziehungsbehandlung eingesetzten und etwaiger veränderter Maßnahmen evaluiert werden, um den Nutzen dieser gegenwärtig umstrittenen Unterbringung zur Behandlung zu belegen. Dabei müssen die Auswirkungen auf die Betroffenen, die intendierte Legalbewährung sowie der Erfolg der angestrebten sozialen Reintegration erfasst werden.

## Literatur

Müller, J.L. (2019) Ansätze zur Reform der Unterbringung in einer Entziehungsanstalt. Forensische Psychiatrie, Psychologie, Kriminologie 13: 262-271

Völlm, Birgit (2013): Umgang mit gefährlichen Straftätern in England und Wales. In: Forens Psychiatr Psychol Kriminol 7 (2), S. 84–93. DOI: 10.1007/s11757-013-0204-9